Leitsymptome in der Aurachirurgie Band 13

AF172207

Meiner Familie gewidmet.

Mathias Künlen

Leitsymptome in der
Aurachirurgie

Medizin im
21. Jahrhundert

Band 13

Impressum:
Herausgeber: IFA Institut für Aurachirurgie AG, Fürstentum Liechtenstein
Autor: Dr. Mathias Künlen
Layout: Carsten Kienle
Umschlaggestaltung: Dr. Mathias Künlen, Carsten Kienle
Internet: www.aurachirurgie.me
E-mail: info@aurachirurgie.me

© 2018
Herstellung und Verlag: BoD – Books on Demand, Norderstedt.
ISBN: 9783743197763

Bibliografische Information der Deutschen Nationalbibliothek

Die Deutsche Nationalbibliothek verzeichnet diese Publikation in der Deutschen National-
bibliografie; detaillierte bibliografische Daten sind im Internet über http://dnb.d-nb.de
abrufbar

1. Auflage 2018

Alle Rechte der Verbreitung, auch durch Funk, Fernsehen und sonstige Kommunikations-
mittel, fotomechanische oder vertonte Wiedergabe sowie des Nachdrucks vorbehalten

HINWEIS: Wie jede Wissenschaft ist die Medizin ständigen Entwicklungen unterworfen.
Forschung und klinische Erfahrung erweitern unsere Erkenntnisse, insbesondere was die
Behandlung von Krankheiten anbelangt.

Herausgeber und Verlag haben große Sorgfalt darauf angewandt, dass alle Empfehlungen dem
aktuellen medizinischen Wissensstand entsprechen. Für Angaben von Applikationsformen und
Therapiehinweisen kann vom Autor und Verlag keine Gewähr übernommen werden. Jeder
Benutzer ist angehalten, durch sorgfältige Prüfung und gegebenenfalls nach Konsultation
eines Spezialisten festzustellen, ob die beschriebenen Therapiemöglichkeiten im konkreten
Fall anwendbar sind. Jede Therapieanwendung geschieht auf eigene Gefahr des Benutzers.
Autor und Verlag appellieren an jeden Benutzer, ihm etwa auffallende Ungenauigkeiten
mitzuteilen.

Inhalt

Inhalt	5
Einleitung	6
Leitsymptome	8
Prostatabeschwerden	9
Ellenbogenschmerzen	20
Augenvergrößerung	22
Fettgewebswucherungen	32
Ticstörung	57
Schilddrüsenstörung	64
Dornwarzen	67
Knochenbrüche	68
Plattfüße	76
Riechstörung	79
Suizidträume	85
Beinvenenthrombose	87
Blut im Urin	91
Über den Autor	99
Index	100

Einleitung

Dieses Buch illustriert Fallbeispiele der Aurachirurgie anhand von Leitsymptomen. Die Reihenfolge der Leitsymptome ist absichtlich ungeordnet bzw. nicht nach Fachrichtungen sortiert. Dies entspricht dem „täglichen Brot" des praktizierenden Aurachirurgen, indem die Patienten während eines Tages ganz unterschiedliche Beschwerden präsentieren. Die Fallbeschreibungen illustrieren, wie vielfach verschlungen die diagnostischen Pfade und differentialdiagnostischen Überlegungen sein können, bis letztlich eine wirksame Therapiemethode erkannt wird. Ausgehend von einem Leitsymptom werden die aurachirurgischen Untersuchungen am Patienten auch mithilfe der nicht-linearen Systemanalyse durchgeführt. Alle Fallbeispiele stehen exemplarisch für die Vorgehensweise in der energetisch-informatorischen Methode der Aurachirurgie, eine Vorgehensweise, die sich von der morphologisch orientierten Schulmedizin unterscheidet.

Aurachirurgie versteht sich als Ergänzung zu etablierten Medizinsystemen wie der Schulmedizin oder der Komplementärmedizin. Sie erhebt explizit keinen Anspruch auf Alleingültigkeit und sollte hinsichtlich ihrer Indikationsstellung stets vergleichend abgewogen und unter Umständen ergänzend angewendet werden.

Aurachirurgie hat inzwischen einen hohen wissenschaftlichen Standard erreicht, mit der Möglichkeit zur bildlichen Darstellung und gar quantitativen Messung von seelisch-geistigen Störungen. Sowohl im Rahmen der Diagnostik als auch insbesondere in der Vorabtestung von Therapieansätzen und in der Erfolgsmessung von aurachirurgischen Behandlungen gibt es beeindruckende Fortschritte des geistigen Heilens, wie man sie bis vor kurzer Zeit noch für unmöglich gehalten hätte. Mit den in diesem Buch gezeigten Verfahren und Methoden steht die Aurachirurgie den wissenschaftlichen Standards der westlichen Schulmedizin nicht mehr nach, im Gegenteil, sie führt in Bereiche des Heilens, von denen die Schulmedizin gegenwärtig weit entfernt ist. An dieser Stelle sei betont: Geistiges Heilen mittels Aurachirurgie beschreibt keine Wunderheilung. Die Wirksamkeit und der Erfolg der Aurachirurgie ist dem speziellen Zugang zum Patienten zu verdanken, einem klar definierten und exakt anwendbaren energetisch-informatorischen Weg.

Seit Jahren arbeite ich mit großer Begeisterung als Aurachirurg. Immer wieder bin ich beeindruckt, ja geradezu verblüfft, welch schlüssigen Erklärungen ich mit dieser Methode bei meinen Patienten für ganz unterschiedliche Symptome und Krankheitsbilder finde, und mit welcher Wirksamkeit ich zur Heilung beitragen kann.

Hinweis: Wenn in diesem Buch von „Arzt" die Rede ist, so wird dies verstanden im Sinne dessen, der heilt. Der Begriff umfasst somit auch Heilpraktiker, Therapeuten und Heiler. Dabei beinhaltet der Begriff „Arzt" sowohl den männlichen Arzt als auch die weibliche Ärztin. Ebenso bezieht sich der Begriff „Patient" auch auf „Patientin". Um die Lesbarkeit des Textes zu erhöhen, werden hier nur die männlichen Formen verwendet.

Ruggell, Liechtenstein im Dezember 2018.

Leitsymptome

In den folgenden Fallbeispielen finden sich zahlreiche Abbildungen der nichtlinearen Systemanalyse. Angezeigt werden immer zwei Bilder, das obere zeigt den Ausgangsbefund, das untere den Befund nach Invertierung eines Einflussfaktors, z.B. Elektrosmog. Eine Invertierung ist an sich noch keine Therapie, sondern dient nur zur diagnostischen Eingrenzung. Sie untersucht, ob sich der energetische Befund eines Organsystems verändert, sobald man einen Kausalfaktor aus der Betrachtung herausnimmt, z.B. einen Candida albicans als Kausalfaktor im Darm. Verbessert sich der energetische Befund bei nochmaliger NLS-Analyse durch Invertierung, so zeigt dies, dass dieser Kausalfaktor entsprechend verantwortlich zu machen ist für die schlechte energetische Ausstattung des jeweiligen Organs. Bleibt der Befund hingegen gleich oder verschlechtert sich gar, so bedeutet dies, der der angenommene Kausalfaktor keine Rolle spielt bzw. dass die Anfrage an das NLS-Analysesystem falsch formuliert ist. Durch Invertierung lassen sich viele Kausalfaktoren schnell und unkompliziert prüfen: Mikroorganismen wie Bakterien, Pilze, Protozoen oder Viren, allergene Substanzen, Nahrungsmittel, aber auch Medikamente, die dem Patienten testweise zugegeben oder auch weggenommen werden. Auf diese Weise lässt sich untersuchen, ob ein bereits gegebenes Medikament Nutzen bringt oder eher schadet. Gleichermaßen lässt sich evaluieren, was ein neu gegebenes Medikament entsprechend am Organsystem energetisch verändern würde.

Die Klassifikation geschieht durch farbliche Markierungen, entsprechend den Schulnoten, 1 ist die beste Note, 6 die schlechteste (helle Vielecke die Note 1, helle Kreise die Note 2, nach oben gerichtete Dreiecke die Note 3, nach unten gerichtete Dreiecke sind die Note 4, dunkle Rauten sind die Note 5, schwarze Vierecke sind die Note 6).

Prostatabeschwerden

Anamnese: Der Patient, 64 Jahre alt, kommt in die Behandlung wegen seines vor einem Jahr diagnostizierten Prostatacarcinoms. Die folgende Casuistik beschreibt zwei Behandlungstermine, einmal im Februar 2018, das andere mal im August 2018. Bislang erfolgte keine schulmedizinische Operation, da der Patient nach alternativen Behandlungsmethoden sucht. Im PET[1] wurde kürzlich diagnostiziert, dass das Carcinom die Prostatakapsel durchbrochen und sich in den Lymphgefäße ausgebreitet hat.

Aurachirurgie: In der aurachirurgischen Exploration zeigt sich das karmische Muster der Pfählung im Vorleben, was auch in der NLS-Analyse eindrucksvoll bestätigt werden kann. Kein Nachweis von Medizinische Versuche im Vorleben mit Blasenkatheter, keine Schwarze Magie im Bauchraum oder beim Zug am virtuellen Draht zwischen den Beinen.

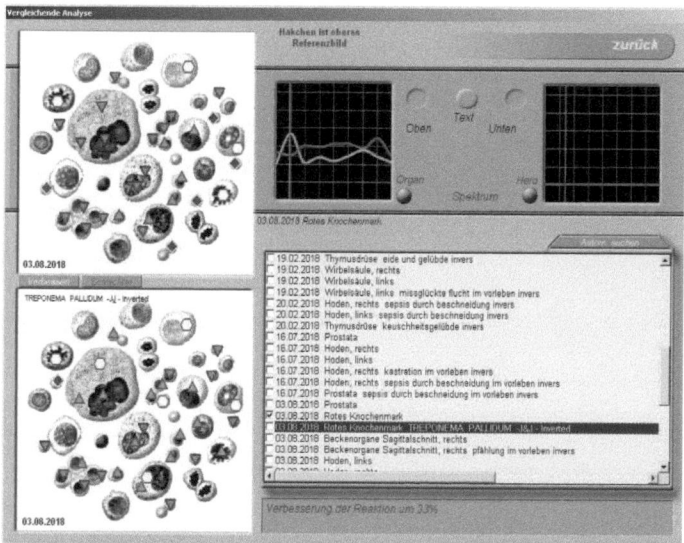

Abb. 1: Rotes Knochenmark: Mäßige energetische Störung, bei Invertierung von Treponema pallidum Verbesserung der Reaktion um 33%.

---

[1] Die Positronen-Emissions-Tomographie (PET) ist ein bildgebendes Verfahren der Nuklearmedizin. Es handelt sich dabei um eine Variante der Emissionscomputertomographie. PET erzeugt Schnittbilder von lebenden Organismen, indem es die Verteilung einer schwach radioaktiv markierten Substanz (Radiopharmakon) im Organismus sichtbar macht und so biochemische und physiologische Funktionen abbildet (funktionelle Bildgebung).

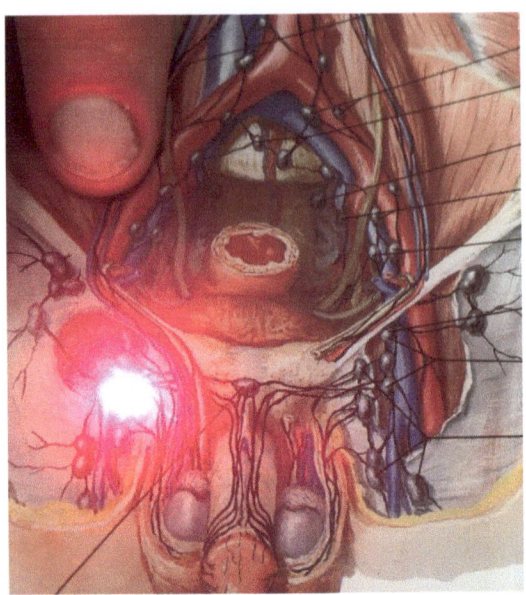

Abb. 2: Kleines Becken: Aurachirurgische Laserung der Lymphknoten auf der Abbildung im Anatomieatlas.

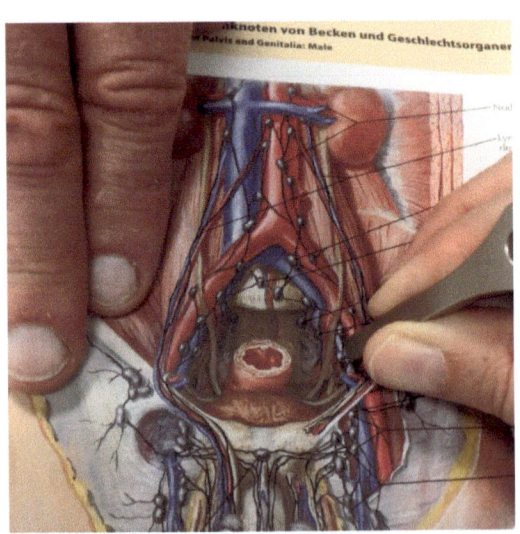

Abb. 3: Kleines Becken: Aufsetzen der 432 Hz Stimmgabel auf einzelne Lymphknoten auf der Abbildung im Anatomieatlas. Der Patient gibt an, dies als angenehme Wärme im kleinen Becken zu spüren.

| Leitsymptome |

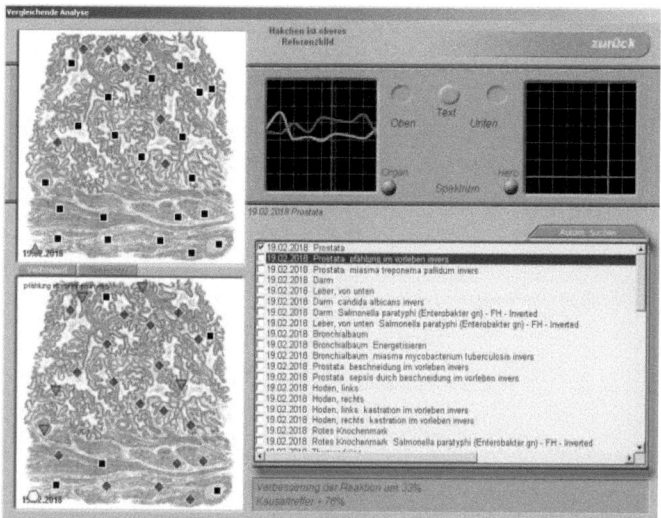

Abb. 4: *Prostata: Schwere energetische Störung, bei Invertierung von Pfählung im Vorleben Verbesserung der Reaktion um 33%, bei Invertierung von Gonokokken Verbesserung der Reaktion um 10%, bei Invertierung von Treponema pallidum Verbesserung der Reaktion um 27%, bei Invertierung von Mycoplasmen* **Verschlechterung** *der Reaktion um 12%, bei Invertierung von Streptococcus haemolyticus Verbesserung der Reaktion um 11%.*

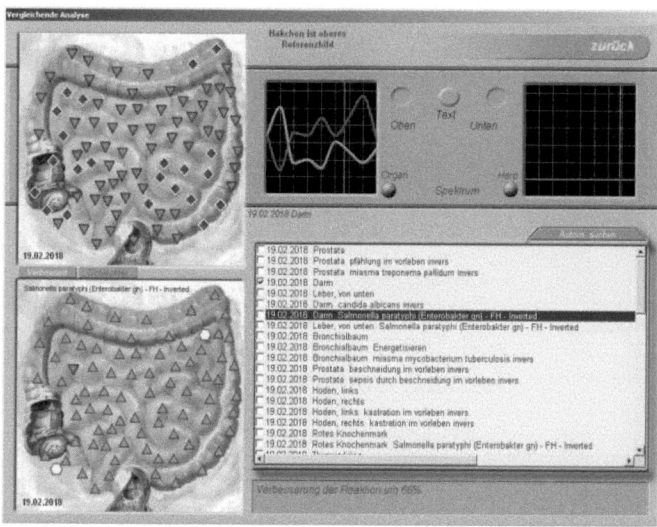

Abb. 5: *Darm: Energetische Störung, bei Invertierung von Enterobacter Verbesserung der Reaktion um 66%.*

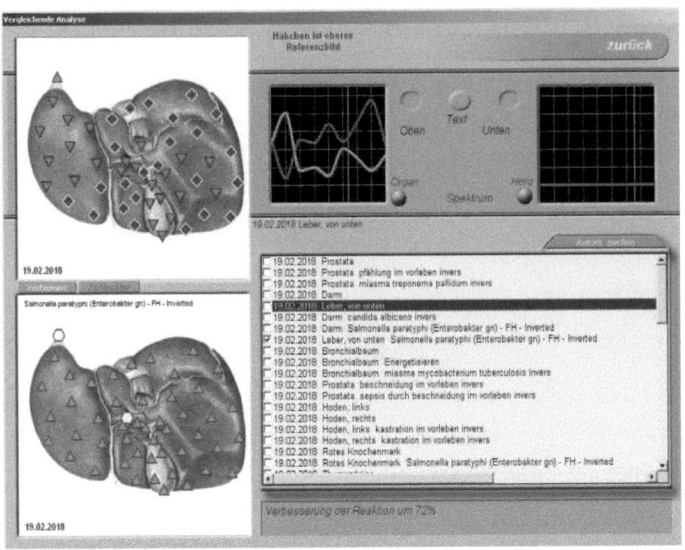

Abb. 6: *Leber von unten: Energetische Störung, bei Invertierung von Enterobacter Verbesserung der Reaktion um 72%. Der Patient berichtet von einer schweren Lebensmittelvergiftung vor einigen Jahren mit wochenlangem Durchfall und Fieber. Seitdem sei der Stuhl immer sehr unregelmäßig gewesen.*

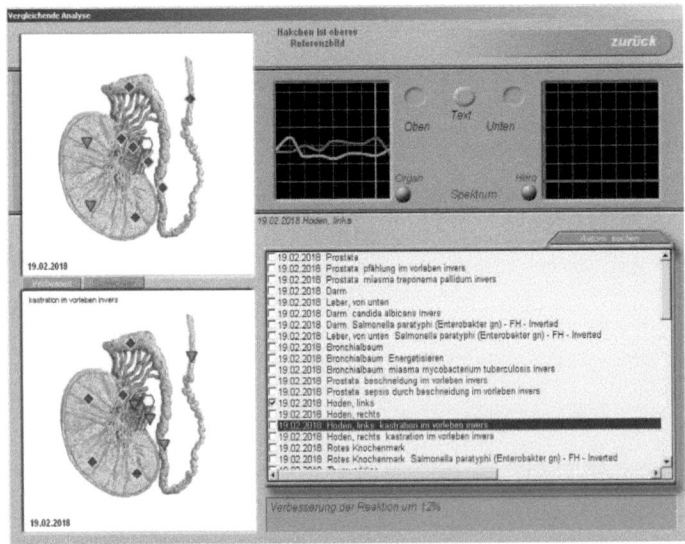

Abb. 7: *Hoden links: Energetische Störung, bei Invertierung von Kastration im Vorleben Verbesserung der Reaktion um 12%, somit kein signifikanter Befund.*

Leitsymptome

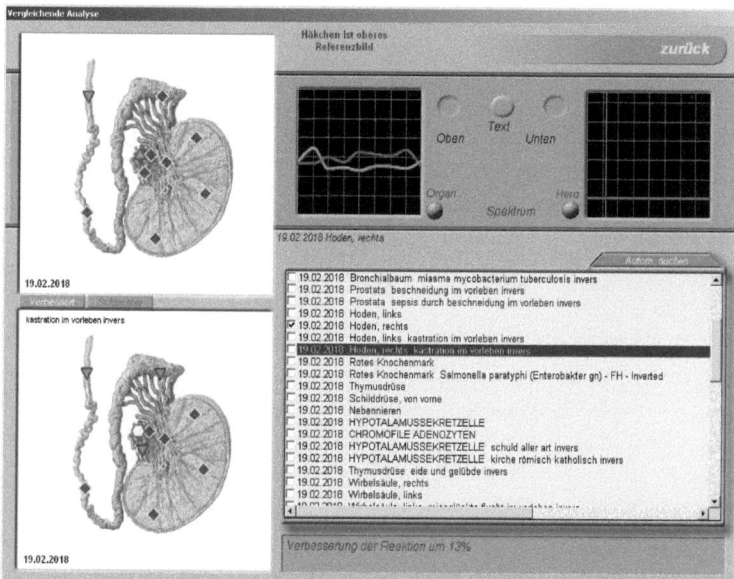

Abb. 8: *Hoden rechts: Energetische Störung, bei Invertierung von Kastration im Vorleben Verbesserung der Reaktion um 13%, kein signifikanter Befund.*

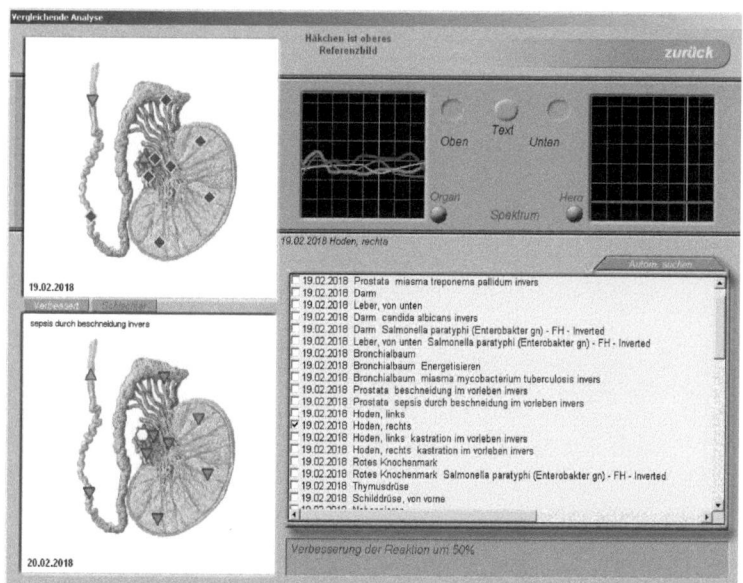

Abb. 9: *Hoden rechts: Bei Invertierung von Sepsis durch Beschneidung Verbesserung der Reaktion um 50%, signifikanter Befund.*

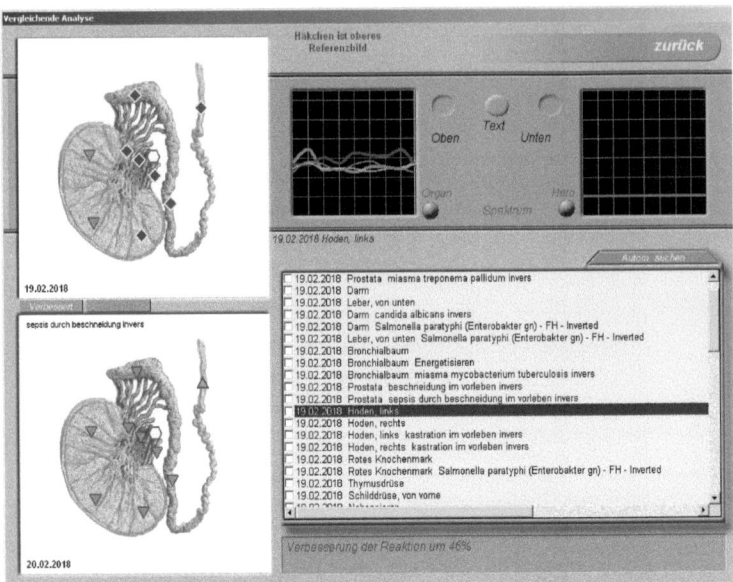

Abb. 10: *Hoden links: Bei Invertierung von Sepsis durch Beschneidung Verbesserung der Reaktion um 46%, signifikanter Befund.*

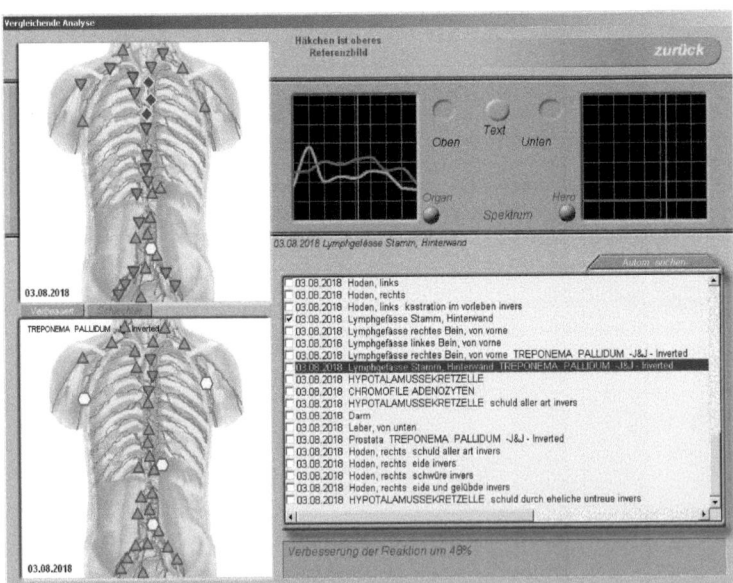

Abb. 11: *Lymphknoten Stamm: Energetische Störung, bei Invertierung von Treponema pallidum Verbesserung der Reaktion um 48%.*

| Leitsymptome |

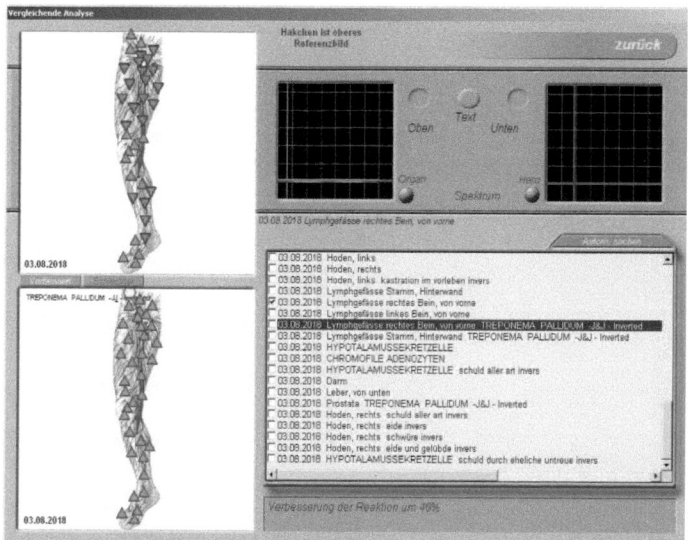

Abb. 12: *Lymphgefäße rechtes Bein: Energetische Störung, bei Invertierung von Treponema pallidum Verbesserung der Reaktion um 46%.*

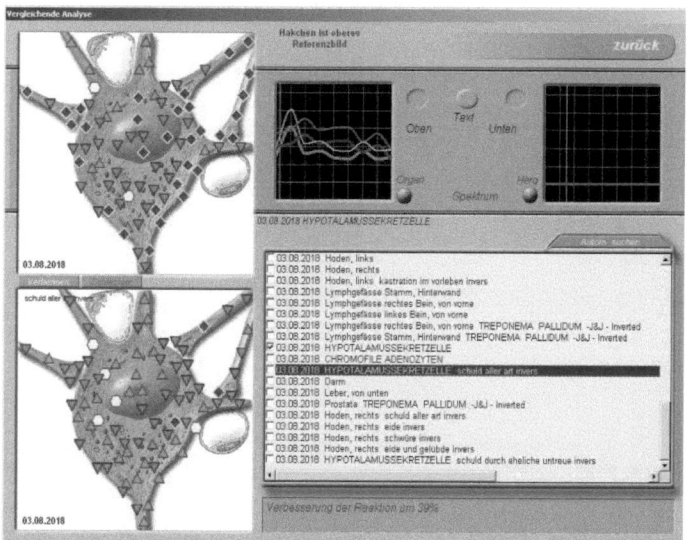

Abb. 13: *Hypothalamussekretzelle: Deutliche energetische Störung, bei Invertierung von Schuld aller Art kommt es zu einer Verbesserung des energetischen Befundes um 39%. Angesichts des Befundes berichtet der Patient etwas beschämt, dass er in all seinen Ehejahren kein treuer Ehemann gewesen sei und viele außereheliche Affären gehabt habe.*

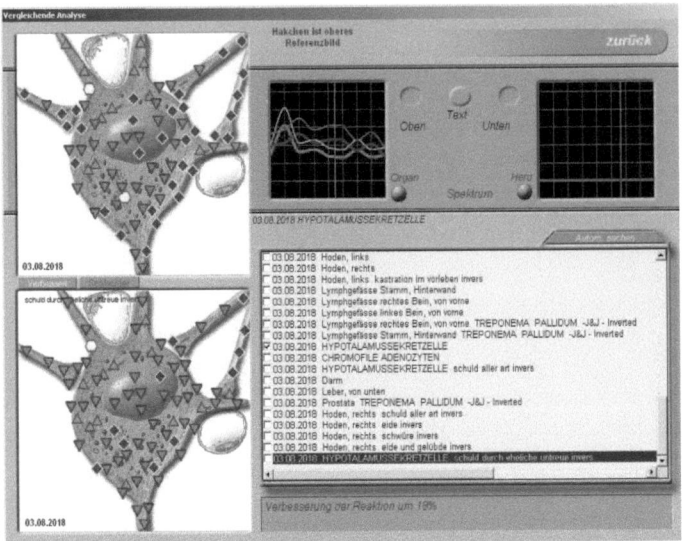

Abb. 14: Hypothalamussekretzelle: Bei Invertierung von Schuld durch eheliche Untreue kommt es zu einer Verbesserung des energetischen Befundes um 18%, d.h. ein Teil dieser Schuld ist tatsächlich durch die Untreue bedingt.

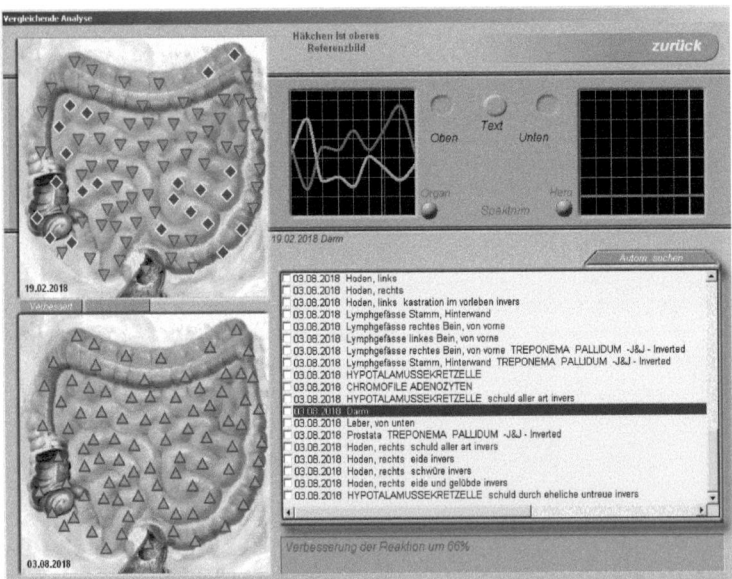

Abb. 15: Darm: Im Vergleich zur Messung 6 Monate zuvor und nach Durchführung einer Darmsanierung Verbesserung des energetischen Befundes um 66%.

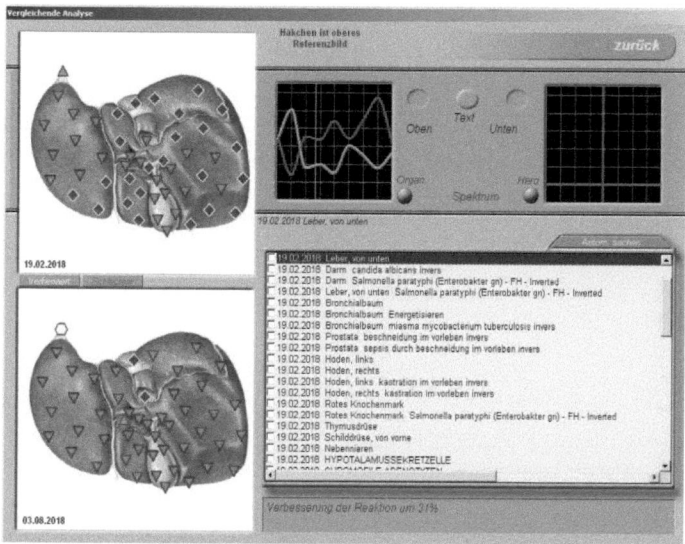

Abb. 16: *Leber: Im Vergleich zur Messung 6 Monate zuvor und nach Durchführung einer Darmsanierung Verbesserung des energetischen Befundes um 31%.*

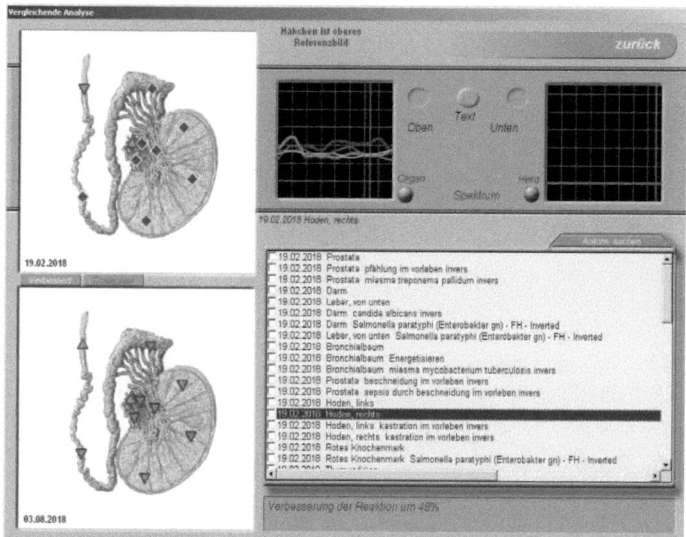

Abb. 17: *Hoden rechts: Im Vergleich zur Messung 6 Monate zuvor und nach Durchführung einer Auflösungsbehandlung der karmischen Muster Verbesserung des energetischen Befundes um 48%.*

Bewertung: Beeindruckend ist, dass die energetisch-informatorische Störung durch Treponema pallidum nicht nur auf der Prostata und den benachbarten Lymphknoten, sondern auf dem gesamten Lymphsystem gefunden werden kann. In diesem Sinne eine miasmatische Schwächung des gesamten Lymphsystems durch Treponema pallidum. Darüber hinaus zeigen sich zahlreiche Belastungen, sowohl karmischer als auch miasmatischer Genese, die bei Patienten mit einem Prostatacarcinom[2] zu prüfen und bei Bedarf aurachirurgisch zu behandeln.

Karmisch:
- Pfählung im Vorleben
- Kastration im Vorleben
- Beschneidung im Vorleben
- Medizinische Versuche im vorleben mit Blasenkatheter
- Schwarze Magie
- Schuld, Eide und Gelübde, insbesondere Schwüre auf den Hoden
- Schock, d.h. große seelische Belastungen als letztlicher Auslöser des Tumorwachstums

Miasmatisch:
- Streptococcus haemolyticus
- Treponema pallidum
- Gonorrhoe

---

[2] Beim Prostatakarzinom handelt es sich um eine bösartige Geschwulst. In den meisten Fällen — bei etwa 66 Prozent — entstehen Prostatakarzinome in der äußeren Zone der Drüse. Da sie weit entfernt von der Harnröhre entstehen, bleiben sie oft lange Zeit unbemerkt. Zur Einengung der Harnröhre mit Störungen beim Wasserlassen kommt es meist erst dann, wenn der Tumor bereits groß ist und sich ausgebreitet hat. Prostatakrebs ist mit ca. 25% die häufigste Krebserkrankung von Männern in Deutschland. Im Jahr 2013 wurden in Deutschland knapp 60.000 Neuerkrankungen diagnostiziert. Mit einem Anteil von rund 10 Prozent steht das Prostatakarzinom hinter Lungen- und Darmkrebs an dritter Stelle bei den zum Tode führenden Krebserkrankungen. Die Häufigkeit von Prostatakrebs nimmt seit fast drei Jahrzehnten stetig zu. Das ist überwiegend auf den Einsatz neuer Methoden zur Früherkennung (z.B. PSA-Bestimmung) zurückzuführen, durch die mehr Prostatakarzinome, vor allem im Frühstadium, entdeckt werden. Vor dem 50. Lebensjahr ist Prostatakrebs selten; die meisten Neuerkrankungen treten bei Männer ab ca. 70 Jahren auf. Die Wahrscheinlichkeit, 5 Jahre nach der Diagnose noch am Leben zu sein, ist mit 91% die zweithöchste unter allen Krebserkrankungen in Deutschland. 5 von 6 Männern mit diagnostiziertem Prostatakrebs sterben also nicht an Krebs, sondern an einer anderen Ursache. Dazu kommen noch diejenigen Männer, die zwar ein Prostatakarzinom haben, dies aber nie erfahren: Bei systematischen Untersuchungen von Verstorbenen, sogenannten Autopsie-Studien, werden bei 9 von 10 Männern über 90 Jahren nach ihrem Tod Prostatakrebs-Zellen gefunden.

- Trichomonas vaginalis
- Mykoplasmen
- Weitere Erreger nach Organotropie, siehe Lehrbuch der Aurachirurgie

Als Hypothese lässt sich formulieren: Es besteht eine selbstzerstörerische Grundveranlagung durch das epigenetisch von Vorfahren vererbte Miasma des Treponema pallidum, das nicht nur auf dem Roten Knochenmark, sondern auch auf dem entsprechenden Zielorgan, in diesem Fall die Prostata, zu finden ist. Darüber hinaus finden sich unter Umständen zahlreiche weitere energetisch-informatorische Belastungen aus dem karmischen und miasmatischen Umfeld. Kommt dann schließlich noch eine seelische Belastung hinzu, z.B. durch einen Schock bei Tod eines Familienangehörigen, so beginnt der Tumor zu wachsen. Dass eben manche Menschen einen Tumor bekommen und manche nicht, ist letztlich das Resultat der kumulierten energetisch-informatorischen Belastungen, die nach einer gewissen Latenz von Jahren oder gar Jahrzehnten zur Ermüdung des Systems und zur Ausbildung eines morphologisch manifesten Befundes führt.

Ellenbogenschmerzen

Anamnese: Patient, 34 Jahre alt, kommt wegen des Verdachts auf einen Tennisarm in die Behandlung. Er spiele gar kein Tennis und wisse nicht, wie er zu dieser Diagnose durch den Orthopäden kommt.

Aurachirurgie: Bei der aurachirurgischen Exploration zeigen sich keine karmischen Auffälligkeiten. Sehr wohl präsentiert der Patient eine deutlich belegte Zunge und eine erhebliche Druckschmerzhaftigkeit der LE3 und Gb31 Akupunkturpunkts als Zeichen einer energetischen Leber- und Gallenmeridianstörung. Die virtuelle Punktion in den Bereich von Akupunkturpunkt Di11 mit der chirurgischen Sonde ergibt eine deutliche Resonanz, womit gezeigt werden kann, dass Aurachirurgische Untersuchungen auch spezifisch im Bereich von Akupunkturpunkt eine deutliche Resonanz liefern können.

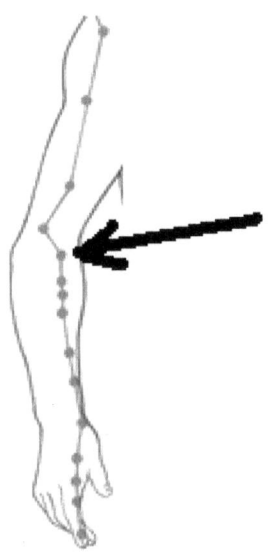

Abb. 18: Dickdarmmeridian: Der Akupunkturpunkt Di11 liegt auf der Oberseite des M. brachioradialis und ist auf Druck erheblich schmerzhaft. Der Musculus brachioradialis gehört zur radialen Gruppe der Extensoren des Unterarms. Er ist der am weitesten oberflächlich gelegene Muskel auf der radialen Seite des Unterarms. Der Punkt liegt am Muskel-Sehnenübergangsbereich, entsprechend kann die Druckschmerzhaftigkeit des Akupunkturpunkts leicht mit einer Schmerzhaftigkeit der Sehne an sich durch Überlastung verwechselt werden.

Leitsymptome

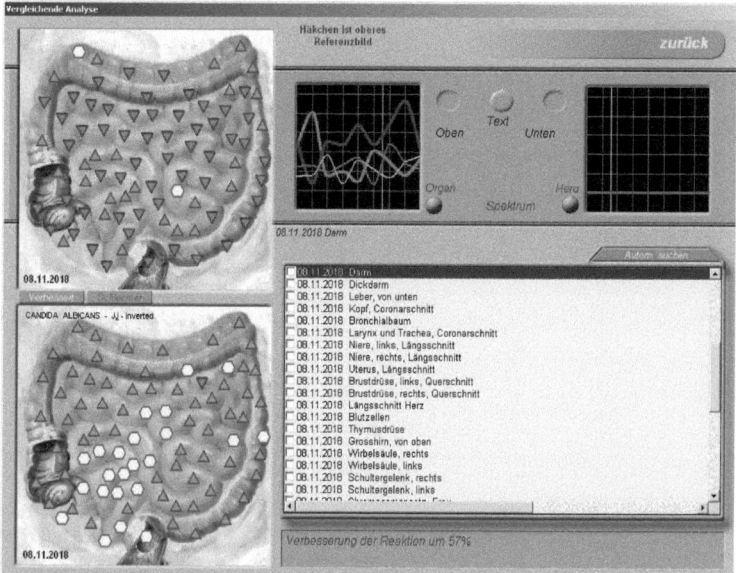

Abb. 19: Darm: Energetische Störung, bei Invertierung von Candida albicans Verbesserung der Reaktion um 57%.

Bewertung: Trotz des Namens kommt der Tennisarm (mediz. Epicondylitis humeri radialis, Epicondylitis humeri lateralis) nicht nur bei Tennisspielern vor. Vielmehr bezeichnet der Begriff eine schmerzhafte Veränderung bestimmter Sehnen im Bereich des Ellenbogens. Auslöser ist eine Überbelastung durch wiederkehrende Bewegungen. Solche Bewegungen vollführen oft Tennisspieler, aber eben auch andere Menschen. Allerdings handelt es sich im vorliegenden Fall nicht um das Symptombild eines Tennisarms, sondern um die Folge einer energetischen Darmstörung, die sich als erhebliche Druckschmerzhaftigkeit von Dill beim Druck auf den entsprechend markierten Bereich des M. brachioradialis anzeigt. Nach Durchführung einer Darmsanierung verschwindet die Schmerzsymptomatik prompt wieder.

Augenvergrößerung

Anamnese: Die 34-jährige Patientin arabischer Herkunft, selbst Ärztin, kommt in die Behandlung wegen eines seit mehreren Jahren bestehenden Morbus Basedow[3] mit einem diskreten Exophtalmus (Augenvergrößerung). Immer wieder käme es zu Phasen der Überfunktion, gefolgt von einem schnellen Puls von 120 Schlägen pro Minute und innerer Unruhe. Das TSH basal sei aktuell nach einer medikamentösen Behandlung durch Betablocker und Carbimazol wieder im Normbereich, nachdem es zuvor deutlich supprimiert gewesen sei. Auch die Schilddrüsenhormonwerte T3 und T4 seien jetzt wieder normal. Entsprechend versuche sie jetzt zusammen mit dem Internisten, die Dosis der Medikamente wieder zu reduzieren, wie dies in der Vergangenheit auch schon zweimal gelungen sei.

Aurachirurgie: In der aurachirurgischen Exploration zeigt sich eine von einem weißen Schleier bedeckte Zunge, der Druckpunkt Le3 und Gb21 sind druckempfindlich. Es zeigt sich das karmische Muster des Sklavenjochs sowie der Schwarzen Magie, letztere insbesondere im Bereich des Halses und der Brust.

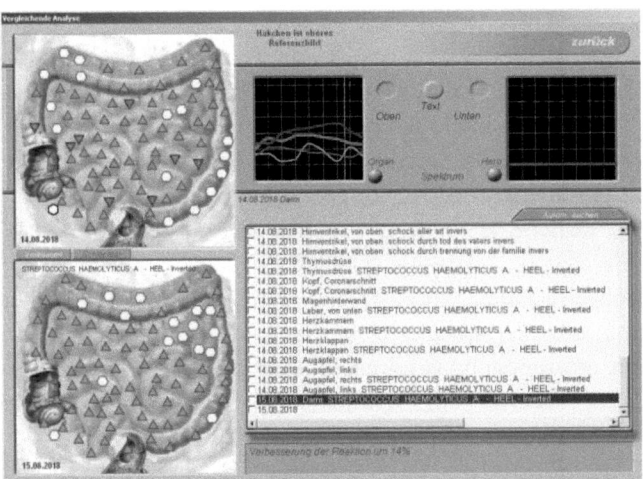

Abb. 20: Darm: Diskrete energetische Störung, bei Invertierung von Streptococcus haemolyticus Verbesserung der Reaktion um 14%.

---

[3] Morbus Basedow (Basedowsche Krankheit oder Graves-Krankheit ist eine Autoimmunerkrankung der Schilddrüse. Die Erkrankung führt zu einer übermäßigen Produktion von Schilddrüsenhormonen (Schilddrüsenüberfunktion) und geht häufig mit einer Schilddrüsenvergrößerung (Struma) oder einer Beteiligung der Augen (endokrine Orbitopathie mit Exophtalmus) einher.

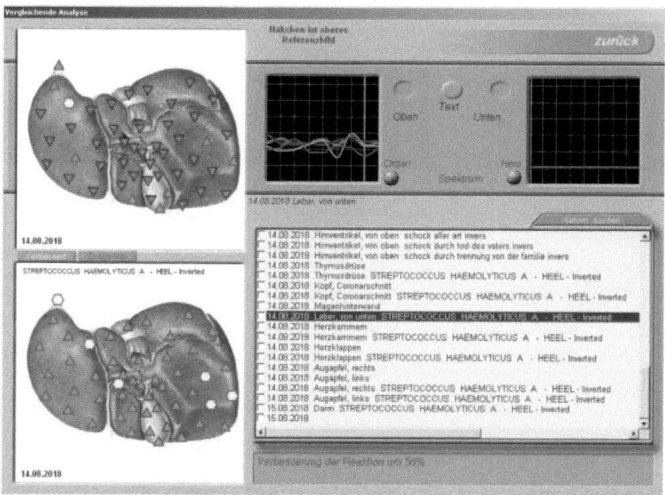

Abb. 21: *Leber von unten: Überraschend deutliche energetische Störung, bei Invertierung von Streptococcus haemolyticus Verbesserung der Reaktion um beachtliche 56%. Diese Belastung rührt von einem deutlichen Magenbefund, der hier nicht abgebildet ist. Die Patientin beschreibt typische Lebersymptome wie Sehstörung, Lichtempfindlichkeit, emotionale Unausgeglichenheit mit Wut.*

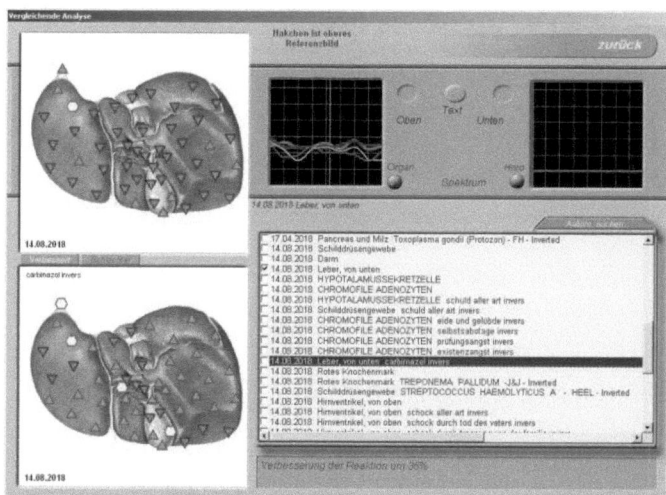

Abb. 22: *Leber von unten: Bei Invertierung von Carbimazol Verbesserung der Reaktion um beachtliche 36%. Das bedeutet, dass das Schilddrüsenmedikament die Leber entsprechend energetisch belastet, der Druckpunkt Leber 3 zwischen dem 1. und 2. Metatarsalknochen ist entsprechend deutlich druckschmerzhaft.*

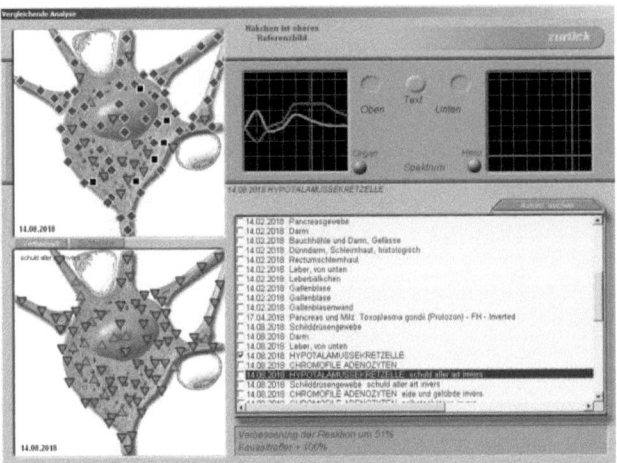

Abb. 23: *Hypothalamussekretzelle: Bei Invertierung von Schuld aller Art Verbesserung des energetischen Befundes um 51%. Die Patientin gibt an, verheiratet zu sein, jedoch seit Jahren beruflich im Ausland zu arbeiten, um die Facharztausbildung zu absolvieren. Ihrem Ehemann gegenüber, der gerne Kinder möchte, aber angesichts ihrer beruflichen Pläne darauf verzichten müsse, verspüre sie deshalb eine Schuld.*

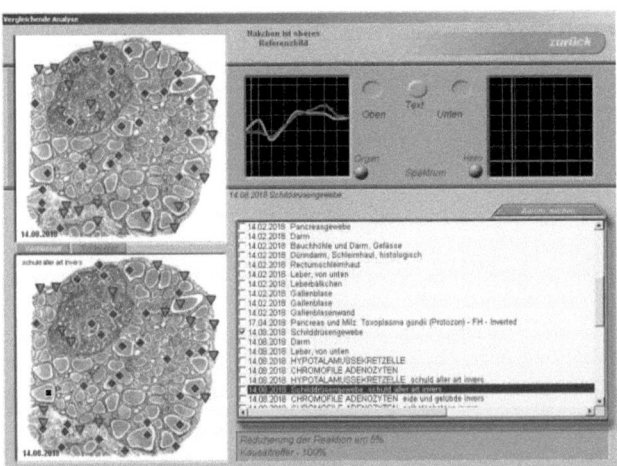

Abb. 24: *Schilddrüse: Deutliche energetische Störung, bei Invertierung von Schuld aller Art Reduzierung der Reaktion um 5%. Damit ist ausgeschlossen, dass eine Schuld der Auslöser der Schilddrüsenfehlfunktion ist. Auch Eide und Gelübde werden in der NLS-Analyse geprüft, jedoch ohne Befund.*

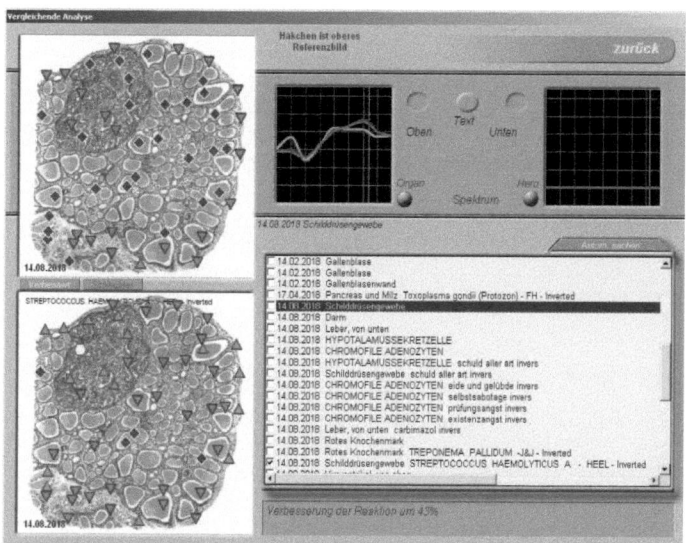

Abb. 25: *Schilddrüse: Bei Invertierung von Streptococcus haemolyticus Verbesserung der Reaktion um 43%. Ganz offensichtlich ist die miasmatische Belastung durch Streptokokken in einem hohen Umfang an der Fehlfunktion der Schilddrüse kausal beteiligt.*

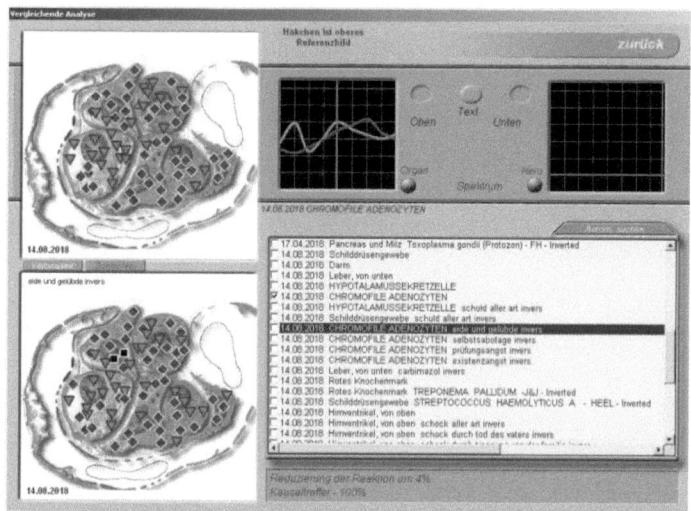

Abb. 26: *Chromophile Adenozyten: Schwere energetische Störung, bei Invertierung von Eide und Gelübde Reduzierung um 4%, keine Kausalität.*

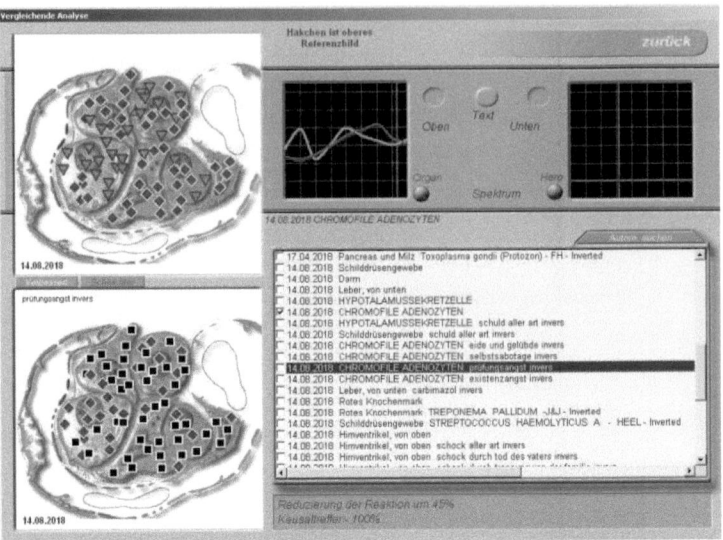

Abb. 27: Chromophile Adenozyten: Schwere energetische Störung, bei Invertierung von Eide und Gelübde Reduzierung um 4%, keine Kausalität.

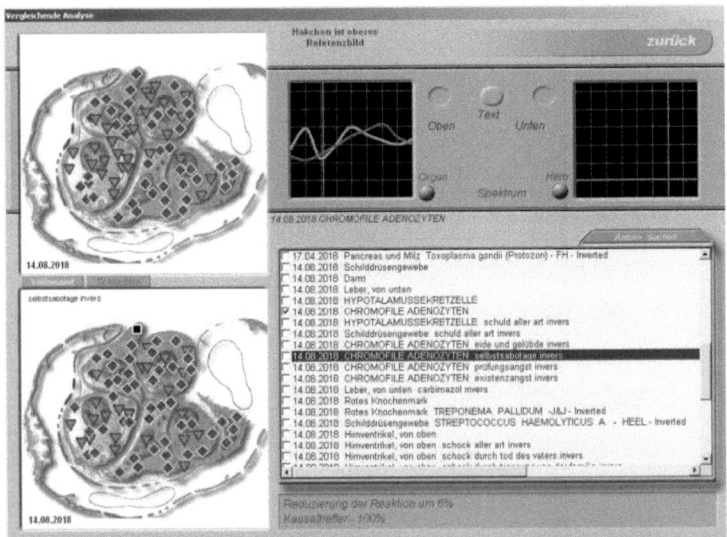

Abb. 28: Chromophile Adenozyten: Bei Invertierung von Selbstsabotage Reduzierung um 6%, keine Kausalität.

Leitsymptome

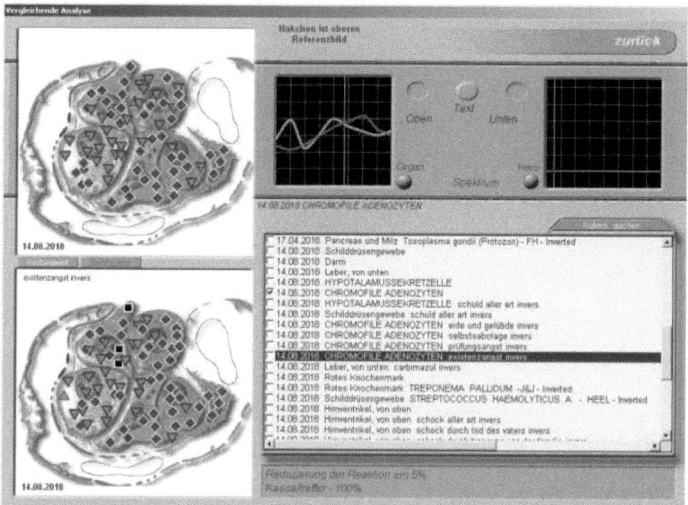

Abb. 29: *Chromophile Adenozyten: Bei Invertierung von Prüfungsangst bzw. Existenzangst ebenfalls Reduzierungen der Reaktion und somit keine Kausalität. Die Patientin gibt zwar an, unter beidem zu leiden, zumal sie nicht sicher sei, wie es in ihrer Karriere weitergehen solle, allerdings zeigt sich das nicht als seelisches Thema auf den Chromophile Adenozyten in der NLS-Analyse.*

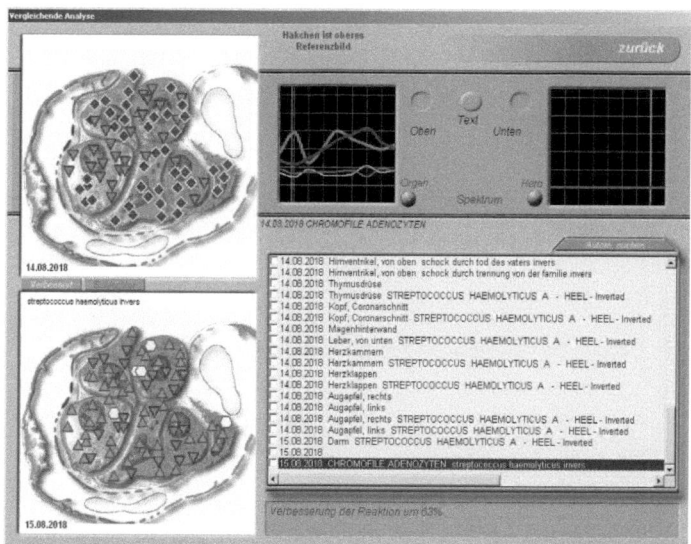

Abb. 30: *Chromophile Adenozyten: Bei Invertierung von Streptococcus haemolyticus Verbesserung der Reaktion um beachtliche 63%, eindeutige Kausalität.*

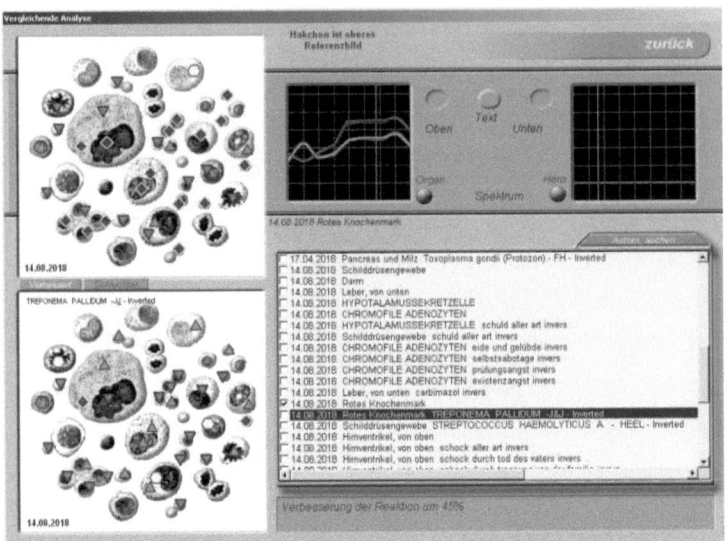

Abb. 31: Rotes Knochenmark: Schwere energetische Störung, bei Invertierung von Treponema pallidum Verbesserung um 45%, deutliche Kausalität. Es erfolgt die Ausleitungstherapie über Globuli gegen Treponema pallidum.

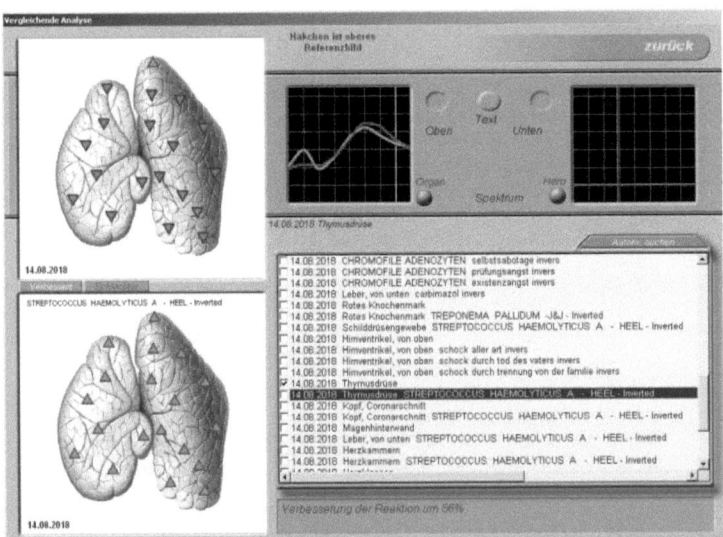

Abb. 32: Thymusdrüse: Energetische Störung, bei Invertierung von Streptococcus haemolyticus Verbesserung der Reaktion um 56%, eindeutige Kausalität.

| Leitsymptome |

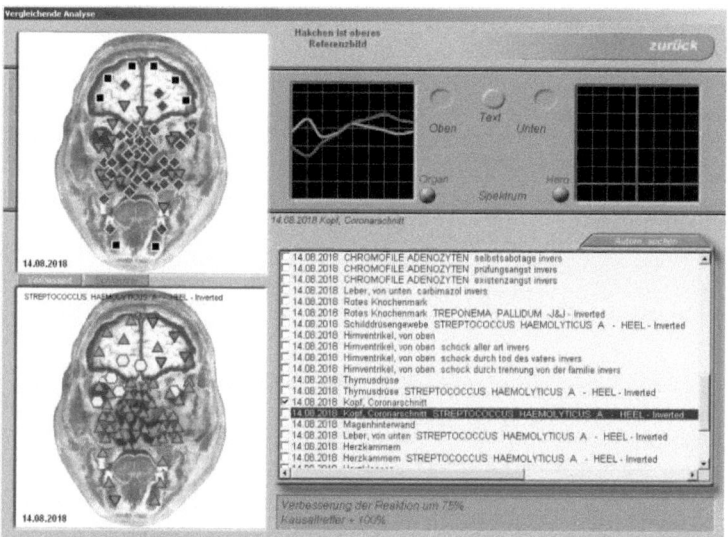

Abb. 33: *Kopf Coronarschnitt: Energetische Störung, bei Invertierung von Streptococcus haemolyticus Verbesserung der Reaktion um 75%, eindeutige Kausalität. Die Patientin beschreibt Zahnfleischentzündungen.*

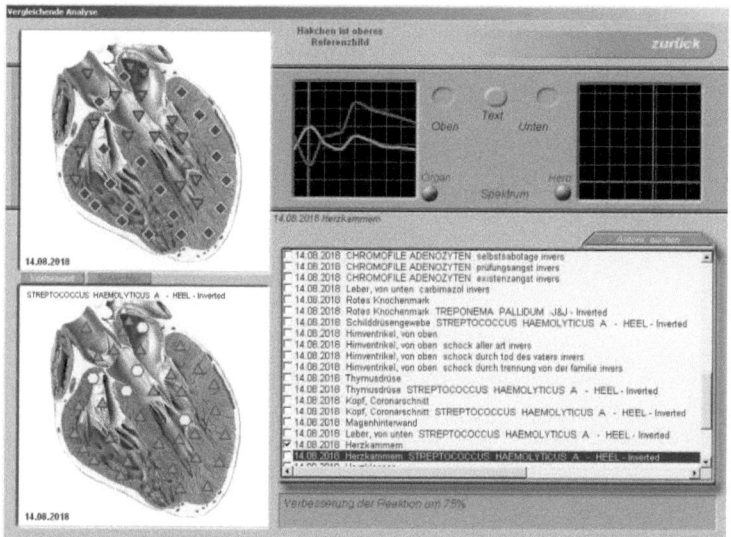

Abb. 34: *Herzkammern: Energetische Störung, bei Invertierung von Streptococcus haemolyticus Verbesserung der Reaktion um 75%, eindeutige Kausalität. Die Patientin beschreibt ihre fehlende Leistungsfähigkeit seit Wochen.*

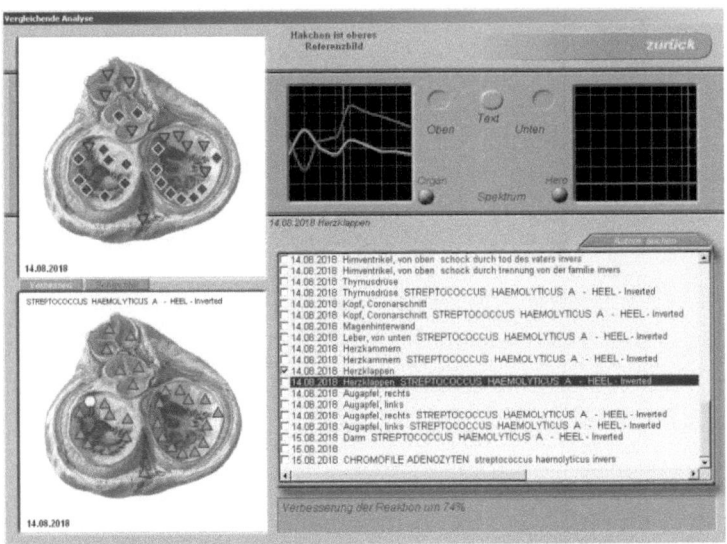

Abb. 35: Herzklappen: Energetische Störung, bei Invertierung von Streptococcus haemolyticus Verbesserung der Reaktion um 74%, eindeutige Kausalität.

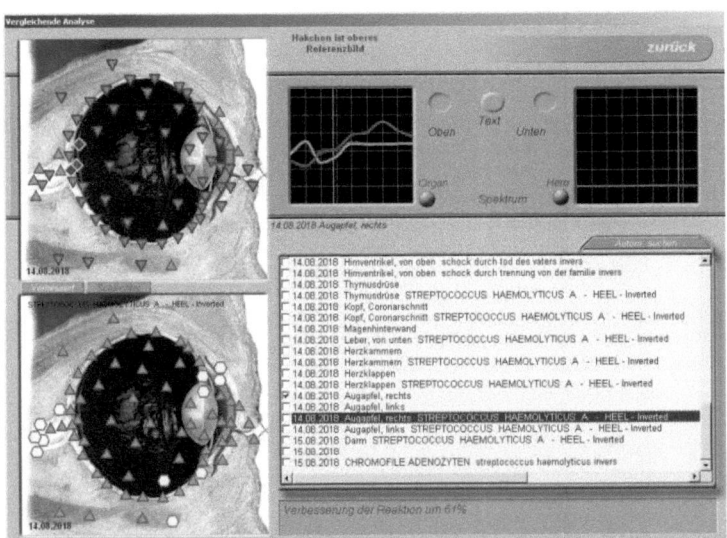

Abb. 36: Augapfel rechts: Energetische Störung, bei Invertierung von Streptococcus haemolyticus Verbesserung der Reaktion um 61%, eindeutige Kausalität. Die Wirkkette ist wie folgt: Streptococcus haemolyticus auf der Schilddrüse – irreguläre Schilddrüsenhormonsekretion – Exophtalmus mit energetischer Störung im Bereich beider Augen.

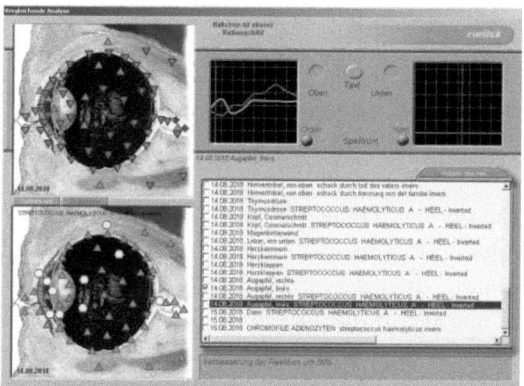

Abb. 37: Augapfel links: Energetische Störung, bei Invertierung von Streptococcus haemolyticus Verbesserung der Reaktion um 56%, eindeutige Kausalität. Der Befund ist nur ein mittelbarer Effekt der Streptokokken über die Schilddrüse, hat aber wohl keine direkte Wirkung auf die Augen.

Bewertung: Dieser Fall zeichnet sich aus durch eine Kombination aus mehreren Kausalfaktoren handelt. Zum einen besteht auf Grund der energetisch-informatorischen Belastung durch Miasma Treponema pallidum die Veranlagung zu Autoaggressionskrankheiten (autoimmunologischer Prozess), zum anderen findet sich eine konkrete energetische Störung der Schilddrüse durch die karmischen Muster von Sklavenjoch und Schwarze Magie, die letztlich die seelische Grundlage für die energetische Schwäche von Schilddrüsengewebe und die konsekutive Besiedelung durch Streptococcus haemolyticus darstellen. Die auf der Hypothalamussekretzelle gefundene Schuldthematik kann auf der Schilddrüse nicht nachgewiesen werden, was differentialdiagnostisch immer auch zu überlegen ist, ob nicht etwa vielleicht derartige seelische Themen die Schilddrüsenüberfunktion induzieren. Eindeutig sind es die Streptokokken, die sich in den Nasennebenhöhlen, am Kehlkopf, in den Zahnfleischtaschen und im Magen finden. Aber auch die schwere energetische Störung auf den chromophilen Adenozyten verschwindet durch die Invertierung von Streptococcus haemolyticus in der NLS-Analyse, was zeigt, dass die chromophilen Adenozyten in der NLS-Analyse nicht ausschließlich bei seelischen Themen energetische Störungen aufweisen, sondern auch miasmatische Ursachen verantwortlich sein können. Vermutlich hatte die Patientin in der Vergangenheit immer wieder solche Streptokokkeninfektionen, die dann zum gleichen Schilddrüsenproblem geführt haben wie aktuell. Sobald der Infekt zurück ging und damit die Streptokokkenbelastung, normalisierte sich auch die Schilddrüse. Nach Ausleitung der Streptokokken und Treponema pallidum kommt es tatsächlich innerhalb von zwei Wochen zu einer Normalisierung der Schilddrüsenfunktion.

Fettgewebswucherungen

Anamnese: Der Patient, 49 Jahre alt, kommt in die Behandlung, um sich aurachirurgisch durchchecken zu lassen. Er habe keinen aktuellen Anlass, es gehe ihm soweit ganz gut, allerdings fühle er, dass irgendetwas in ihm nicht ganz stimme. Vor fünf Jahren sei er an einer schweren Schizophrenie erkrankt, deretwegen er längere Zeit im psychiatrischen Fachkrankenhaus war. Seitdem nehme er Seroquel 300 mg retard, eine Tablette morgens, was ihn nach eigenen Angaben gerettet habe. Er sei sich im Klaren, dass das eine sehr starke Medikation sei, aber seitdem höre er keine Stimmen mehr, die ihm seinerzeit befohlen hätten, sich umzubringen. Einmal habe er einen Suizidversuch unternommen, der aber glücklicherweise gescheitert sei. Er sei ein Leistungssportler, gehe gerne an seine Grenzen, habe diese Grenzen wohl auch schon einige male überschritten, denn er habe sich schon quasi an allen Körperstellen schwer verletzt. Als Radrennfahrer habe er diverse schwere Stürze erlitten, mit Arm- und Beinbrüchen, Quetschungen, Prellungen, Schädeltraumata, Muskelabrissen z.B. des M. quadriceps an der Kniescheibe u.v.m. Mehr als zehnmal sei er schon operiert worden.

Aurachirurgie: Der Patient ist etwa 1,90 m groß, voll durchtrainiert, muskulös und drahtig. In der Szene des Scatingsports mische er ganz vorne mit. In der aurachirurgischen Exploration finden sich das karmische Muster der Angst vor tiefem Wasser. Als ich den Patienten frage, ob er Angst vor Hunden oder Katzen habe, zieht er ungefragt ein Klappmesser aus einem Lederetui am Bein, klappt das Messer auf und zeigt es mir: Das trage er ständig mit sich, weil er so große Angst vor Hunden habe. In der sich anschließenden kinesiologischen Prüfung zeigt sich ein höchst auffälliger Befund bei der Prüfung auf das karmische Muster der Angst vor tiefem Wasser. Dazu muss man wissen, dass in der Antike und im Mittelalter Menschen ertränkt wurden, indem man ihnen einen Sack überstülpte, verschnürte und zuvor zur Intensivierung des Todeskampfes ein lebendes Tier mit in den Sack gab, entweder ein Huhn, einen Hund oder eine Katze. Diese sollten sich im Todeskampf in die Person verbeißen. Nach Auflösung des karmischen Musters steht der Patient in der kinesiologischen Nachprüfung stabil. Die Erfahrung zeigt: Löst der Aurachirurg das karmische Muster der Angst vor tiefem Wasser auf, dann verschwindet nicht nur die Angst vor tiefem Wasser, sondern auch die damit verbundenen Symptome der Claustrophobie sowie der Angst vor Hunden oder Katzen.

Leitsymptome

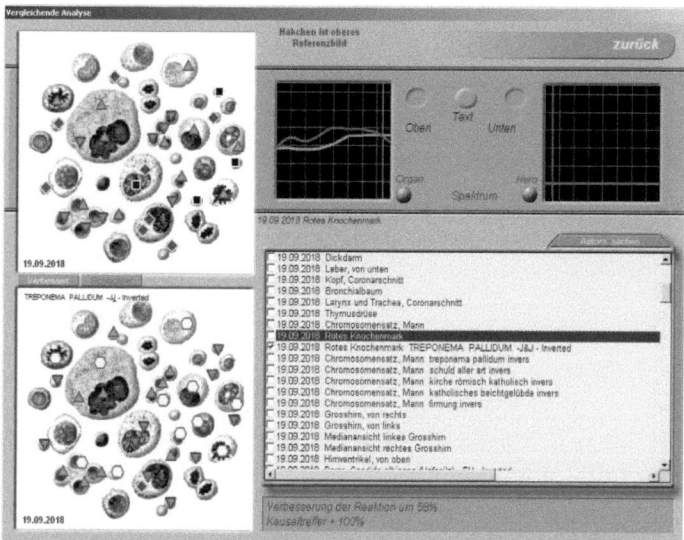

Abb. 38: Rotes Knochenmark: Schwere energetische Störung, ausgelöst durch Treponema pallidum. Bei Invertierung Verbesserung des energetischen Befundes um 58% bei einer Kausaltrefferquote von 100%.

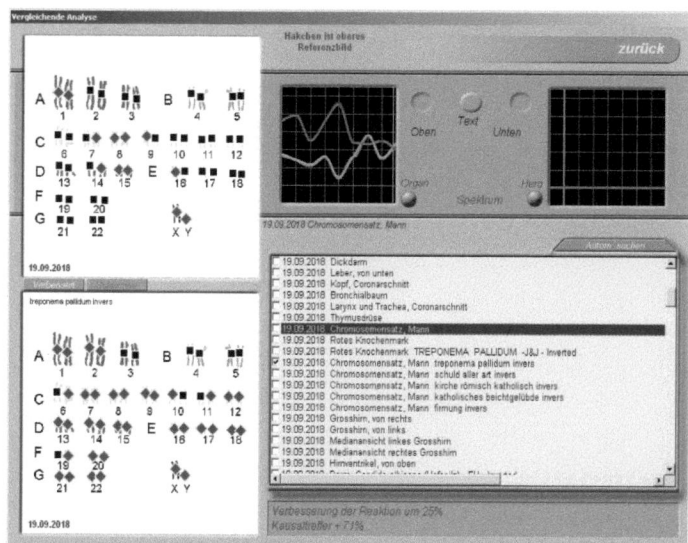

Abb. 39: Chromosomen Mann: Schwere energetische Störung, bei Testung auf Treponema pallidum im Vegetotest Verbesserung der Reaktion um 25%, was zwar signifikant, aber keineswegs kausal ist bei einer Kausaltrefferquote von nur 71%.

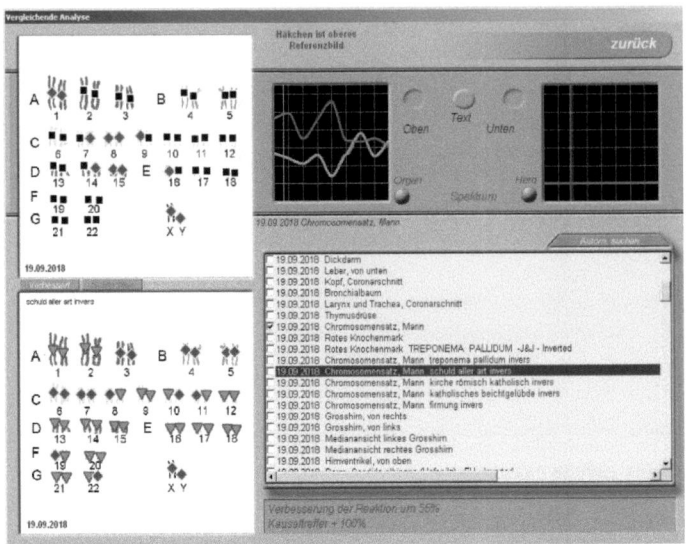

Abb. 40: *Chromosomen Mann: Bei Testung auf Schuld aller Art im Vegetotest Verbesserung der Reaktion um 55%, was signifikant ist bei einer Kausaltrefferquote von 100%.*

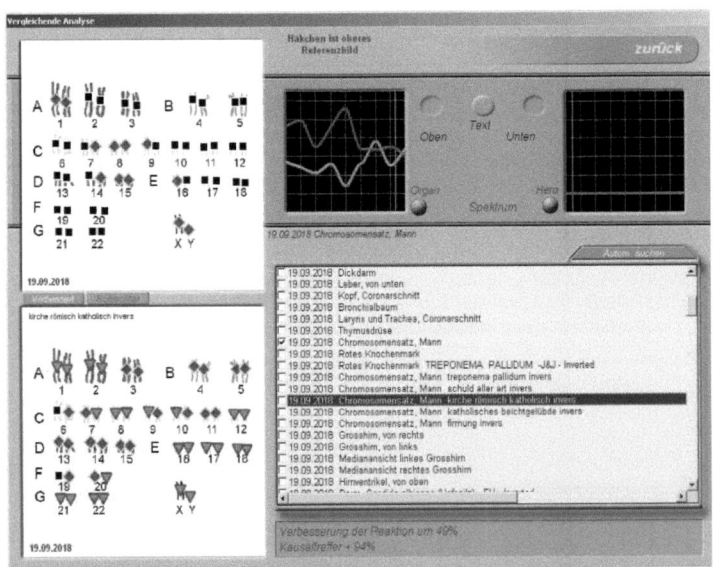

Abb. 41: *Chromosomen Mann: Bei Testung auf Kirche römisch katholisch im Vegetotest Verbesserung der Reaktion um 49% bei einer Kausaltrefferquote von 94%.*

| Leitsymptome |

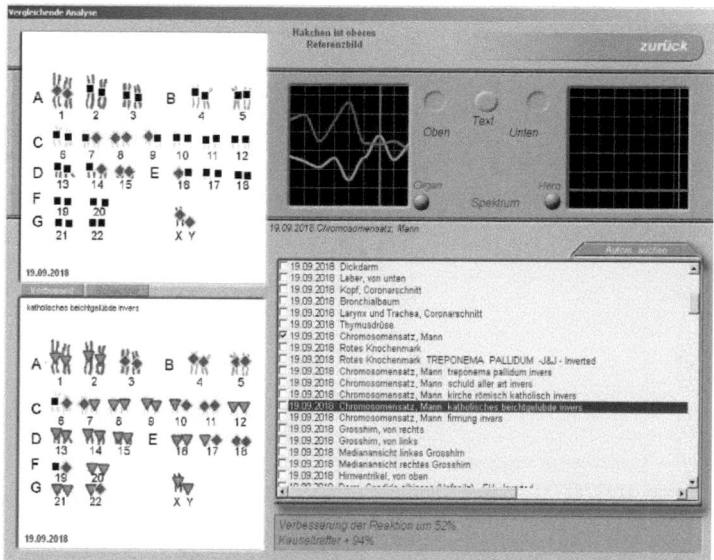

Abb. 42: *Chromosomen Mann: Bei Testung auf katholisches Beichtgelübde Verbesserung der Reaktion um 52% bei einer Kausaltrefferquote von 94%.*

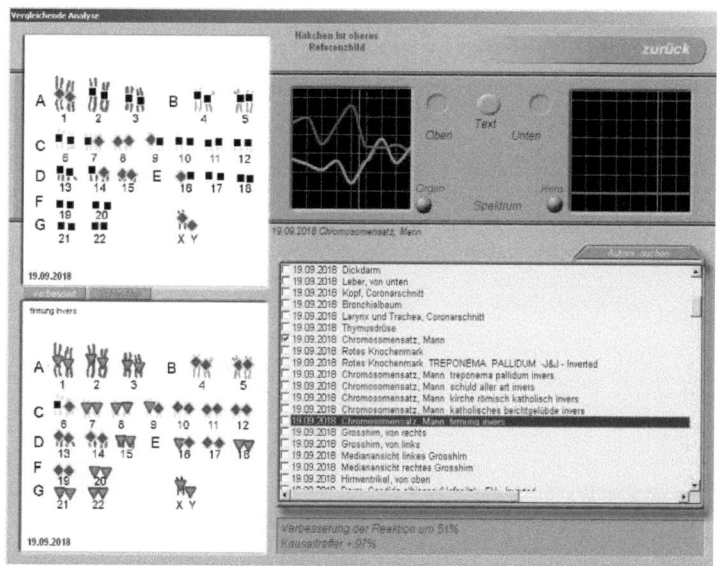

Abb. 43: *Chromosomen Mann: Bei Testung auf Firmung Verbesserung der Reaktion um 51% bei einer Kausaltrefferquote von 97%.*

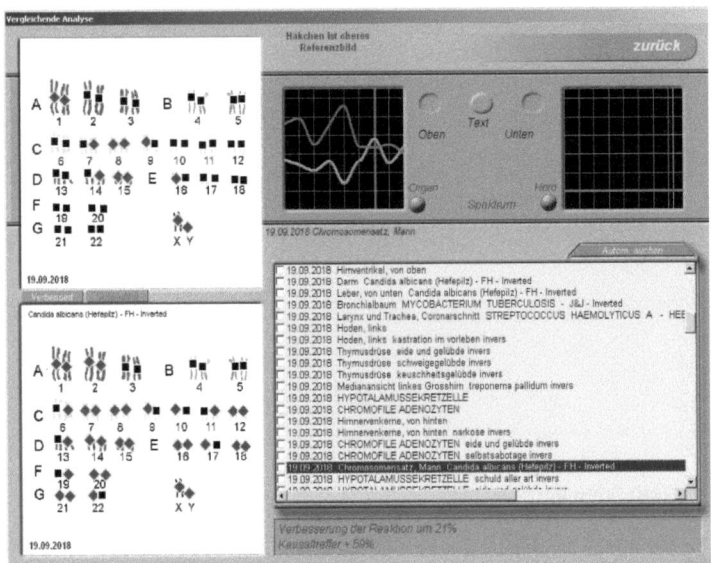

Abb. 44: Chromosomen Mann: Bei Testung auf Candida albicans Verbesserung der Reaktion um 21% bei einer Kausaltrefferquote von 21%, d.h. keine signifikante Kausalität.

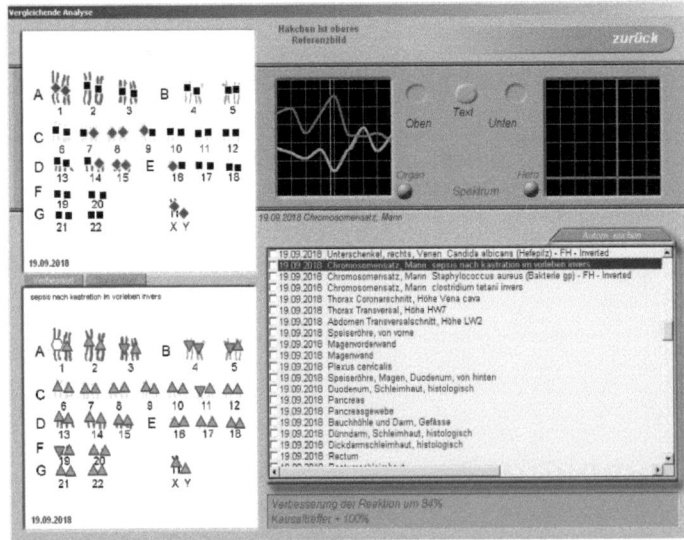

Abb. 45: Chromosomen Mann: Bei Testung auf Sepsis nach Kastration Verbesserung der Reaktion um 84% bei einer Kausaltrefferquote von 100%, d.h. hoch signifikante Kausalität.

Leitsymptome

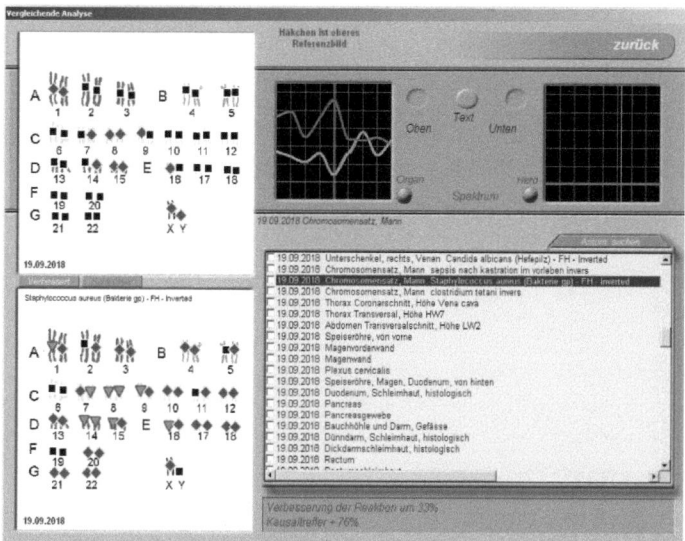

Abb. 46: Chromosomen Mann: Bei Testung auf Staphylococcus aureus Verbesserung der Reaktion um nur 33% bei einer Kausaltrefferquote von 76%, d.h. keine signifikante Kausalität.

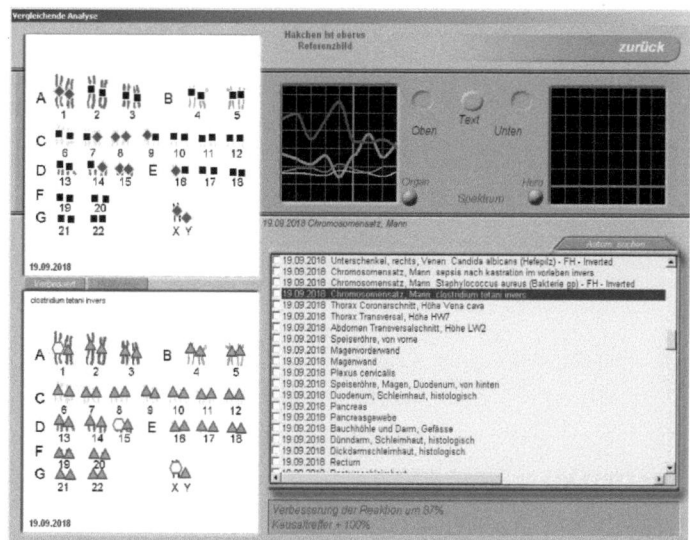

Abb. 47: Chromosomen Mann: Bei Testung auf Clostridium tetani im Vegetotest Verbesserung der Reaktion um 87% bei einer Kausaltrefferquote von 100%, d.h. der zugrunde liegende Erreger ist gefunden, der Patient ist im Vorleben an einer Tetanusinfektion zugrunde gegangen.

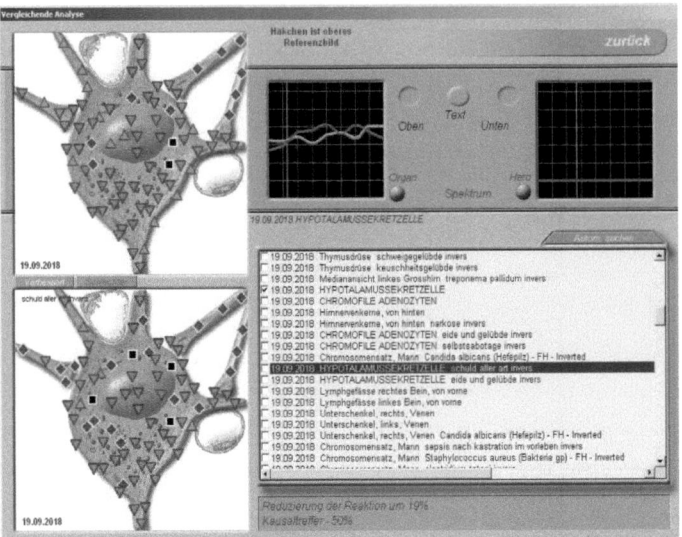

Abb. 48: *Hypothalamussekretzelle: Energetische Störung, bei Invertierung von Schuld aller Art kommt es zu einer Reduzierung der Reaktion um 19%, d.h. es liegt keine Schuldthematik vor.*

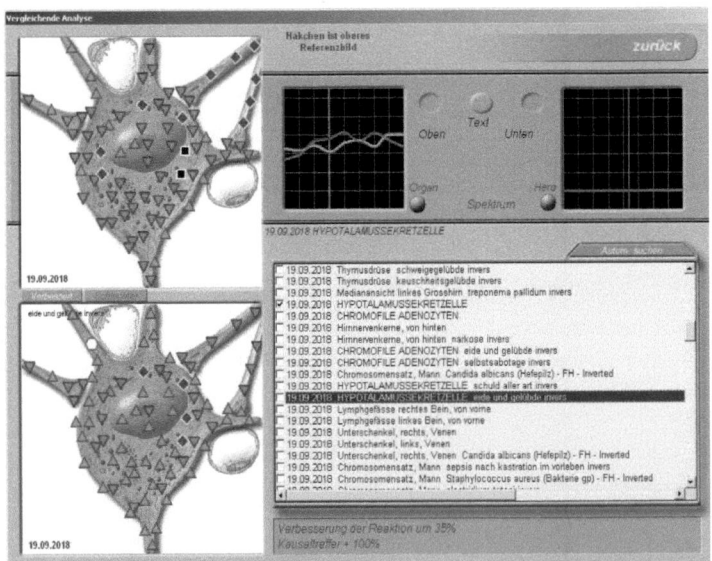

Abb. 49: *Hypothalamussekretzelle: Bei Invertierung von Eide und Gelübde Verbesserung der Reaktion um 35%, d.h. die energetische Störung auf der Hypothalamussekretzelle ist auf eine Belastung durch Eide und Gelübde zurückzuführen.*

Leitsymptome

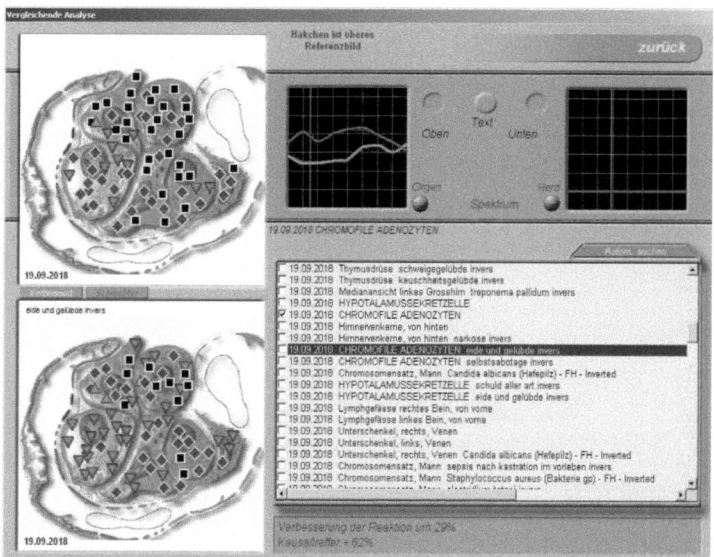

Abb. 50: *Chromophile Adenozyten: Schwere energetische Störung, bei Invertierung von Eide und Gelübde Verbesserung des energetischen Befundes um 29%.*

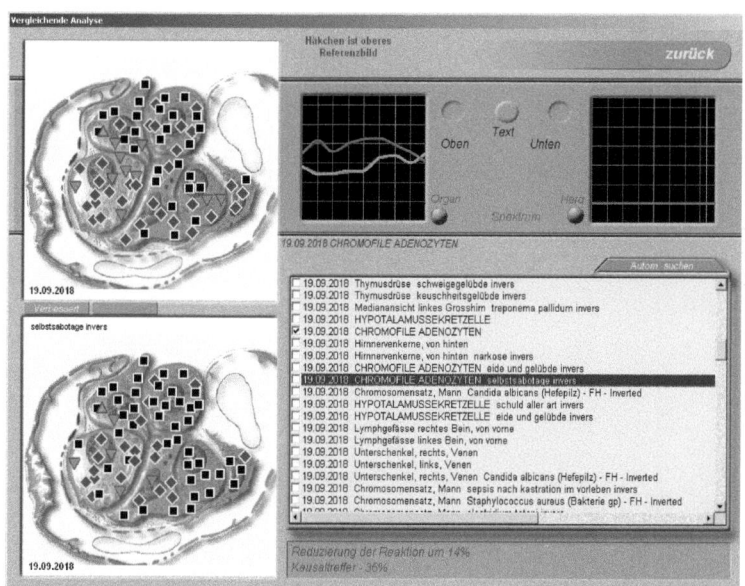

Abb. 51: *Chromophile Adenozyten: Bei Testung auf Selbstsabotage im Vegetotest Reduzierung der Reaktion um 14%, d.h. es liegt keine Selbstsabotage vor.*

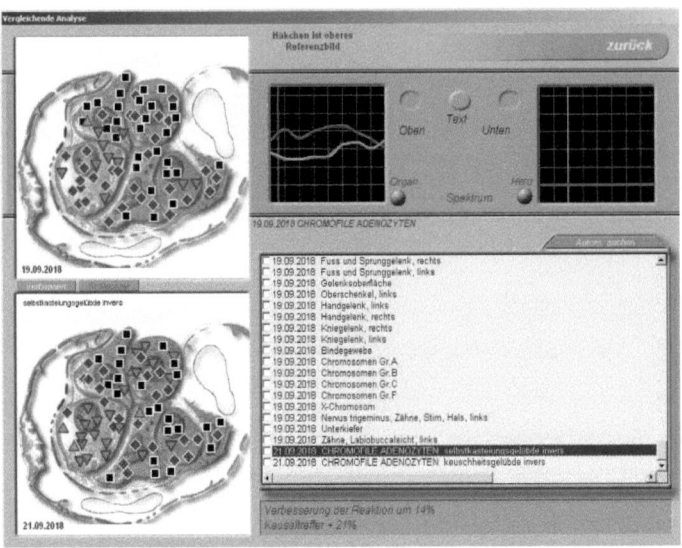

Abb. 52: *Chromophile Adenozyten: Bei Testung auf Selbstkasteiungsgelübde im Vegetotest Verbesserung der Reaktion um 14%, d.h. es liegt ein Selbstkasteiungsgelübde vor.*

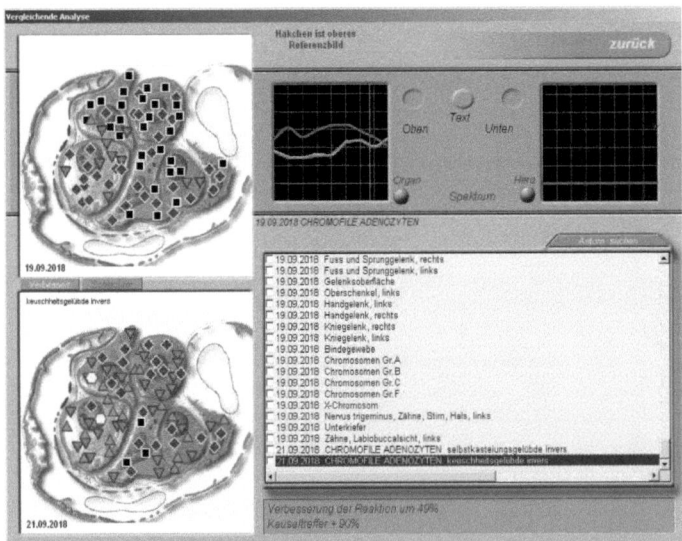

Abb. 53: *Chromophile Adenozyten: Keuschheitsgelübde mit 49%, der Patient beschreibt, dass er keine Frau und auch keine Freundin habe, er lebe lieber für den Sport, das sei seine große Leidenschaft.*

Leitsymptome

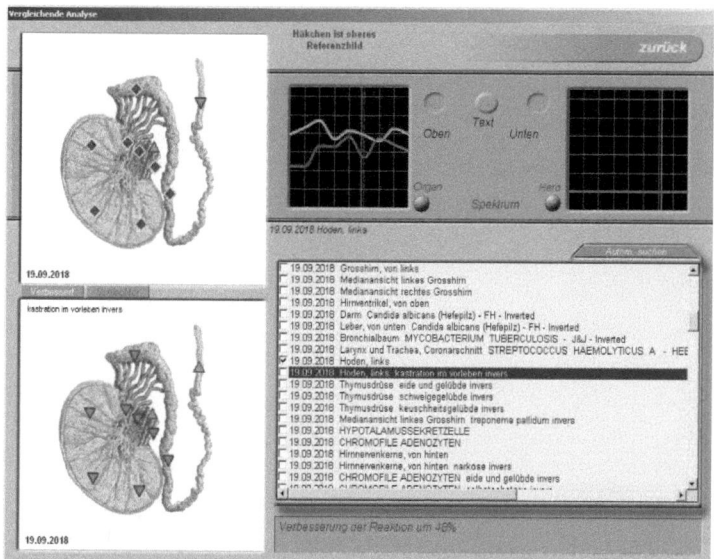

Abb. 54: *Hoden links: Karmisches Muster der Kastration mit 48% Verbesserung bei Invertierung, passend zum Keuschheitsgelübde.*

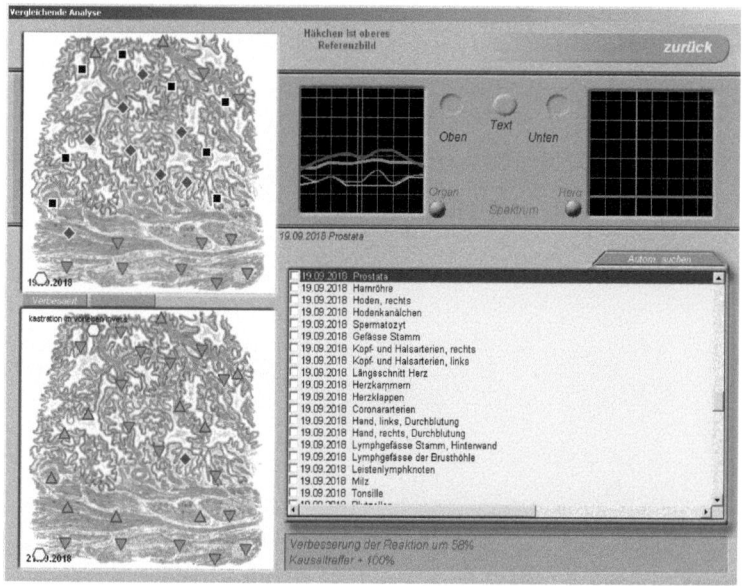

Abb. 55: *Prostata: Starke energetische Störung, bei Invertierung von Kastration im Vorleben kommt es zu einer Verbesserung des energetischen Befundes um 58% bei einer Kausaltrefferquote von 100%, d.h. hoch signifikant.*

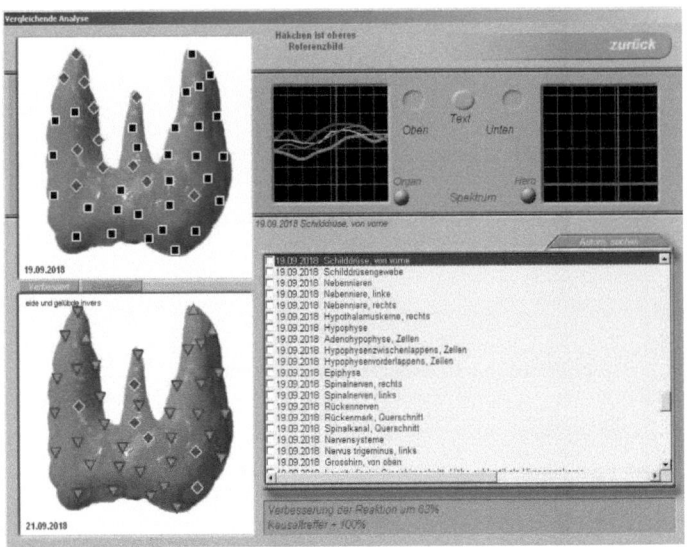

Abb. 56: *Schilddrüse: Schwere energetische Störung, bei Invertierung von Eide und Gelübde kommt es zu einer Verbesserung des energetischen Befundes um 63% bei einer Kausaltrefferquote von 100%, d.h. hoch signifikant.*

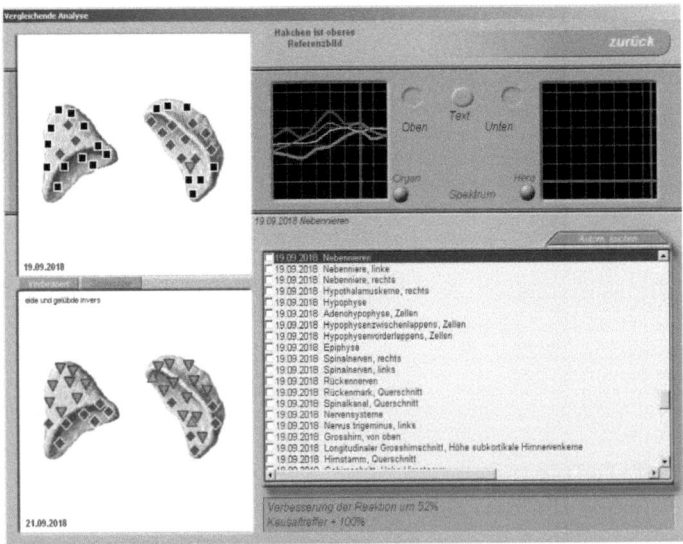

Abb. 57: *Nebennieren: Schwere energetische Störung, bei Invertierung von Eide und Gelübde kommt es zu einer Verbesserung des energetischen Befundes um 52% bei einer Kausaltrefferquote von 100%, d.h. hoch signifikant.*

Leitsymptome

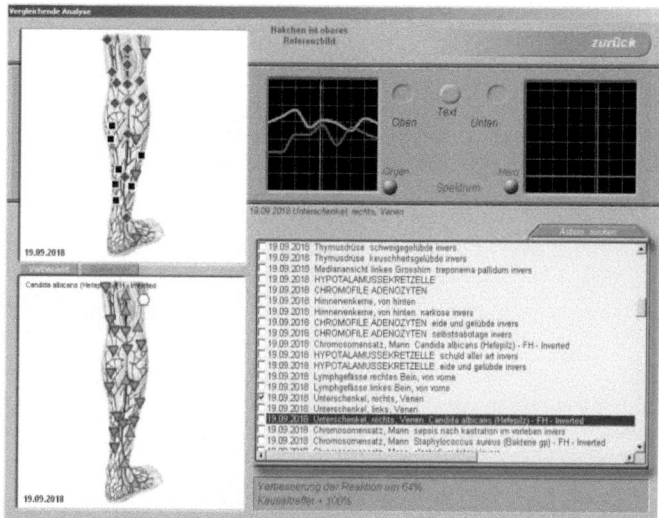

Abb. 58: Unterschenkel rechts: Starke energetische Störung, bei Invertierung von Candida albicans kommt es zu einer Verbesserung des energetischen Befundes um 64% bei einer Kausaltrefferquote von 100%, d.h. hoch signifikant. Bemerkenswerterweise ist dies ein Zufallsbefund, ohne dass der Patient bislang Beschwerden hat.

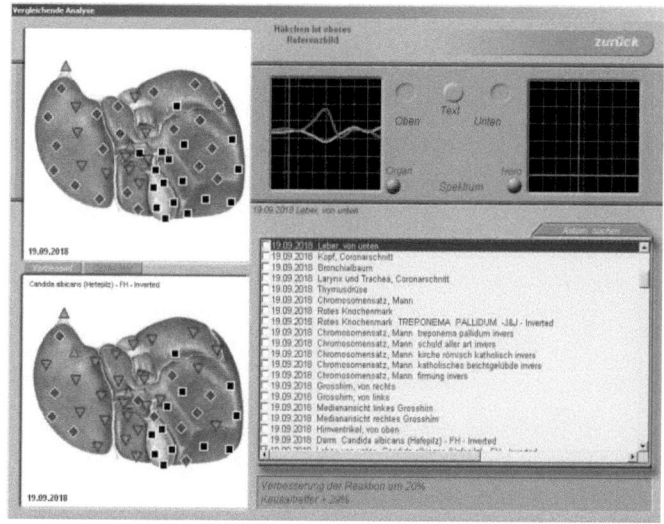

Abb. 59: Leber von unten: Schwere energetische Störung, bei Invertierung von Candida albicans Verbesserung des energetischen Befundes um 20% bei einer Kausaltrefferquote von 29%.

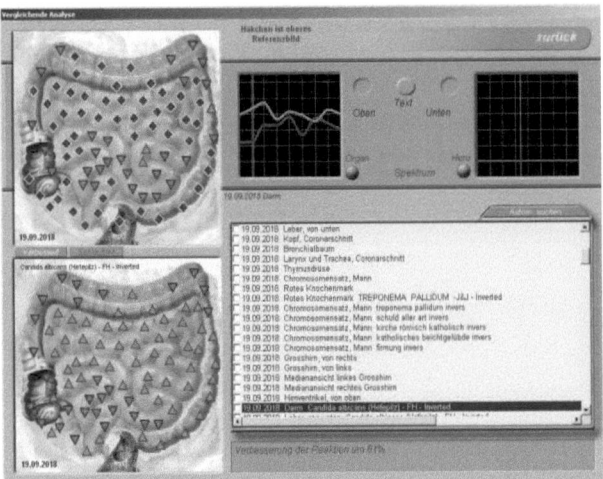

Abb. 60: Darm: Hintergrund der energetischen Venenschwäche ist eine schwere energetische Störung des Darms durch Candida albicans auf Grund der kohlenhydratreichen Sportlerernährung und der zahlreichen Antibiotikatherapien im Rahmen der unzähligen Operationen in der Anamnese. Vermittelt wird die energetische Störung auf den Venen über die Milz laut TCM, wie bereits in anderen Casuistiken mehrfach illustriert. Die energetische Störung durch Candida albicans auf dem Darm führt zu einer Fehlresorption bei geschädigtem Mikrobiom und belastet die Leber, aber auch die Bauchspeicheldrüse und die Milz.

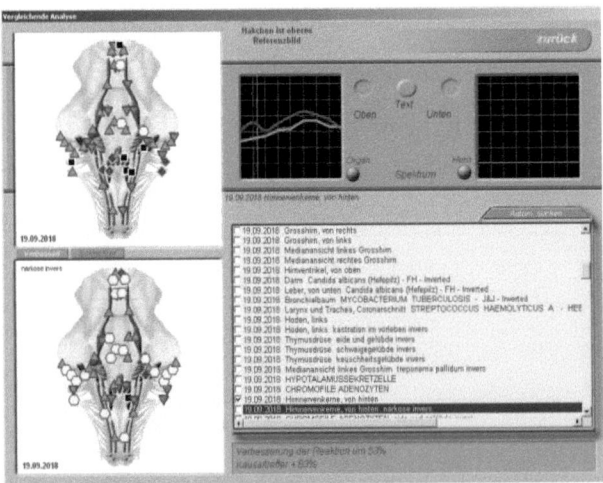

Abb. 61: Hirnstamm und Hirnnervenkerne: Schwere energetische Störung, bei Invertierung von Narkose Verbesserung des energetischen Befundes um 53%.

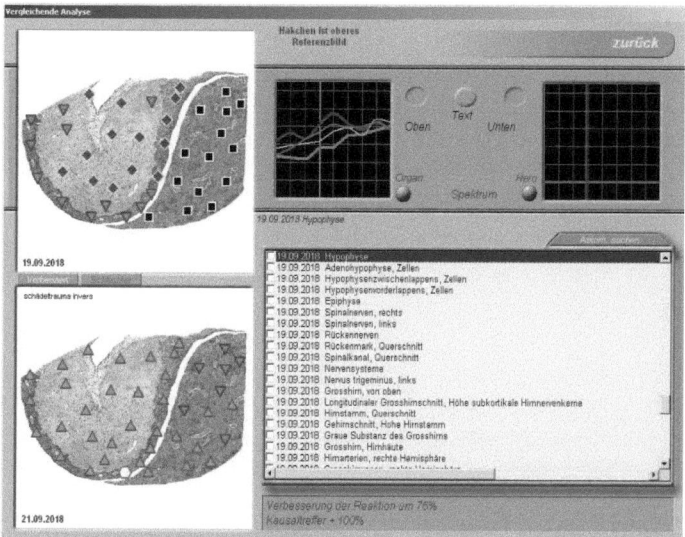

Abb. 62: *Hypophyse: Schwere energetische Störung, bei Invertierung von Schädeltrauma Verbesserung des energetischen Befundes um 76%, ein bemerkenswert schwerer Befund, resultierend aus den zahlreichen Kopfverletzungen durch Stürze vom Fahrrad und beim Skaten.*

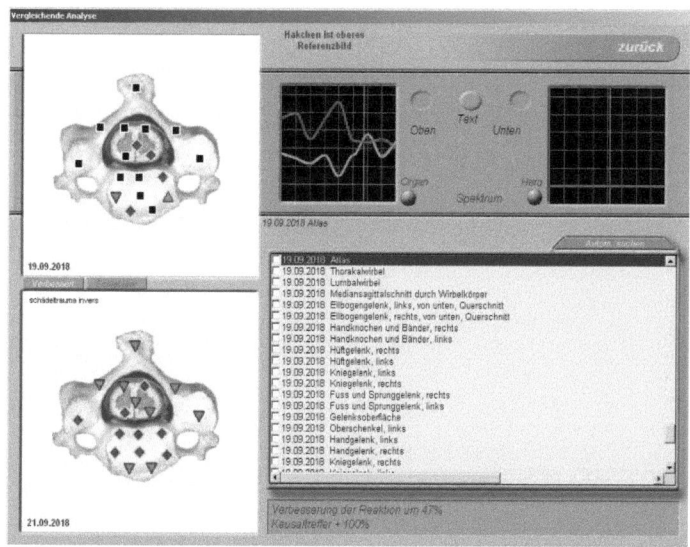

Abb. 63: *Atlaswirbel: Schwere energetische Störung, bei Invertierung von Schädeltrauma Verbesserung des energetischen Befundes um 47%, resultierend aus den zahlreichen Kopfverletzungen durch Stürze vom Fahrrad und beim Skaten.*

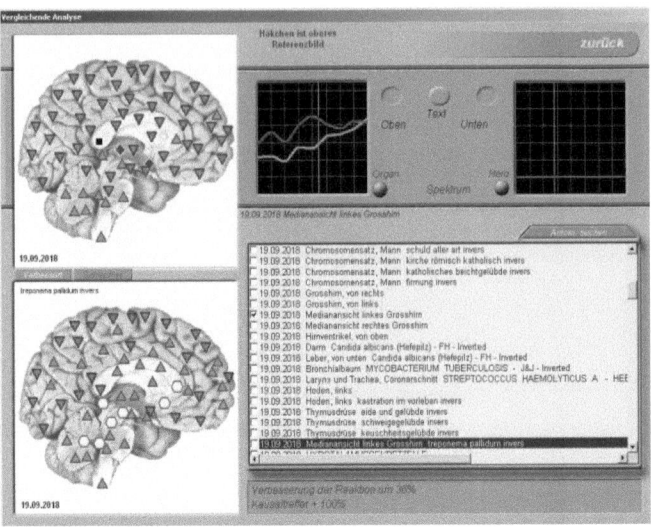

Abb. 64: Medianansicht linkes Großhirn: Energetische Störung, bei Invertierung von Treponema pallidum Verbesserung des energetischen Befundes um 36%. Interessanterweise zeigt sich die energetische Störung insbesondere im Bereich des limbischen Systems, d.h. im Zentrum, in dem die Schizophrenie „beheimatet" ist.

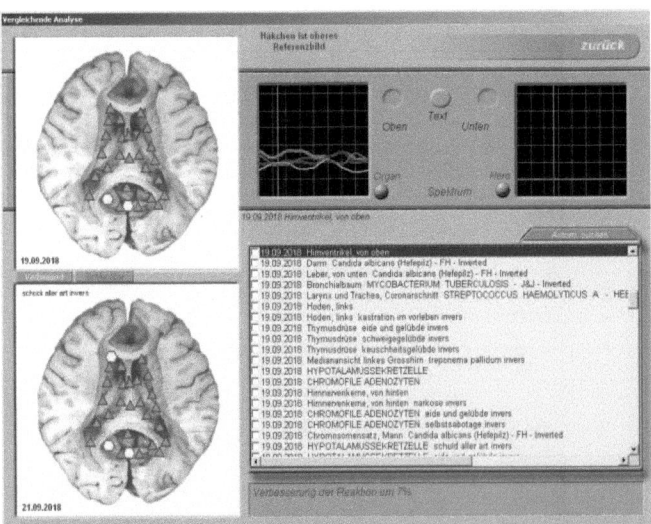

Abb. 65: Hirnventrikel: Unauffälliger Ausgangsbefund, bei Invertierung von Schock aller Art kommt es zu einer Verbesserung der Reaktion um lediglich 7%, was beweist, dass der Patient alle Stürze und Verletzungen ohne Schock überstanden hat.

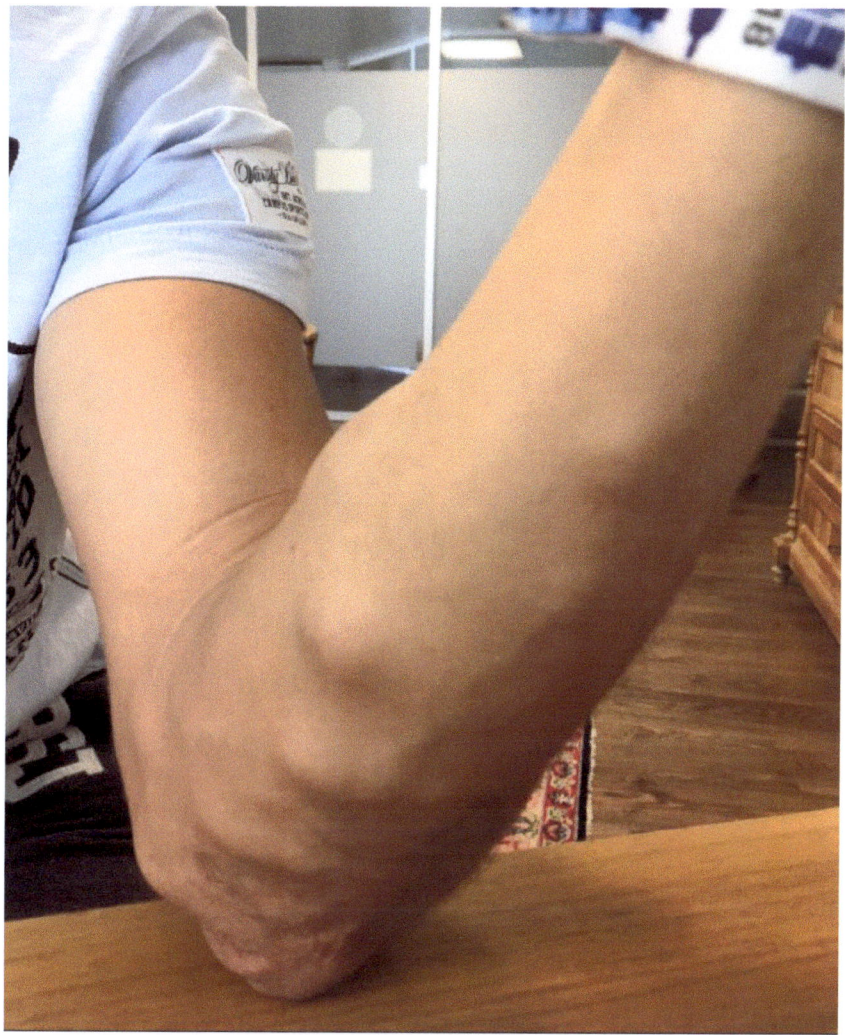

Abb. 66: *Der Patient berichtet, dass er am ganzen Körper über und über mit Lipomen übersät sei, die teilweise sehr unangenehm seien. Insbesondere die operative Entfernung durch den Chirurgen sei jedesmal sehr schmerzhaft, wenn die Narkose tief in das Gewebe eingespritzt werde. Teilweise habe er sich die Lipome sogar selbst herausgeschnitten, was aber auch keine Lösung sei. Deshalb habe er sich entschlossen, die immer neu hinzukommenden und weiter wachsenden Lipome jetzt zu belassen und sich nicht mehr operieren zu lassen. Rechts oben erkennt man das Bändchen zur Teilnahme am Berlin Marathon 2018, das letzte Rennen, das er bestritten hat.*

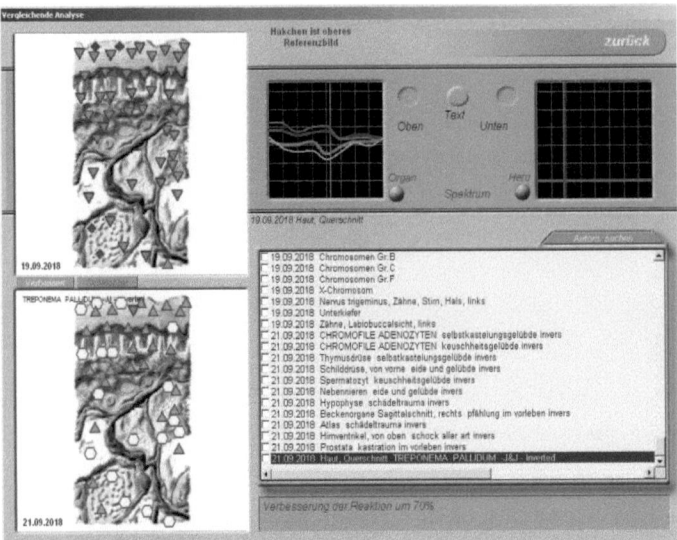

Abb. 67: *Haut Querschnitt: Energetische Störung, bei Invertierung von Treponema pallidum Verbesserung des energetischen Befundes um 70%, ein sehr deutlicher Befund.*

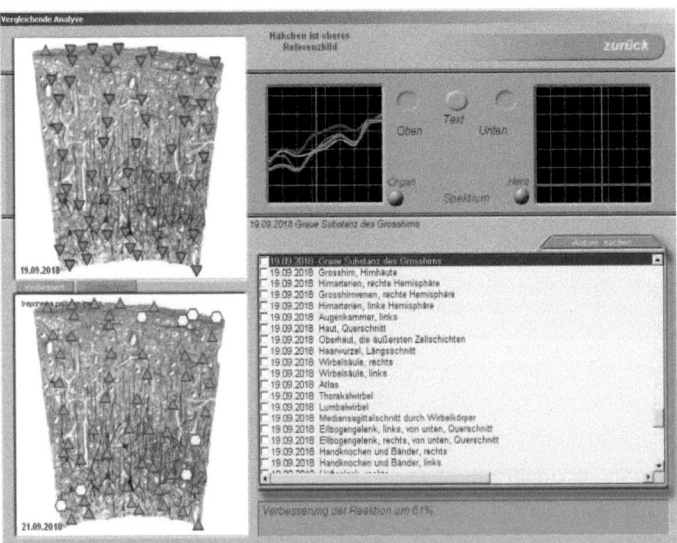

Abb. 68: *Graue Substanz des Großhirns: Energetische Störung, bei Invertierung von Treponema pallidum Verbesserung des energetischen Befundes um 61%, ein sehr deutlicher Befund.*

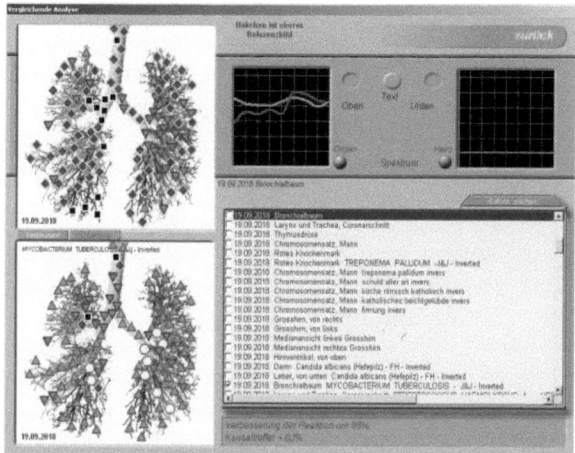

Abb. 69: *Bronchialbaum: Deutliche energetische Störung, bei Invertierung von Mycobacterium tuberculosis Verbesserung des energetischen Befundes um 66% bei einer Kausaltrefferquote von 83%.*

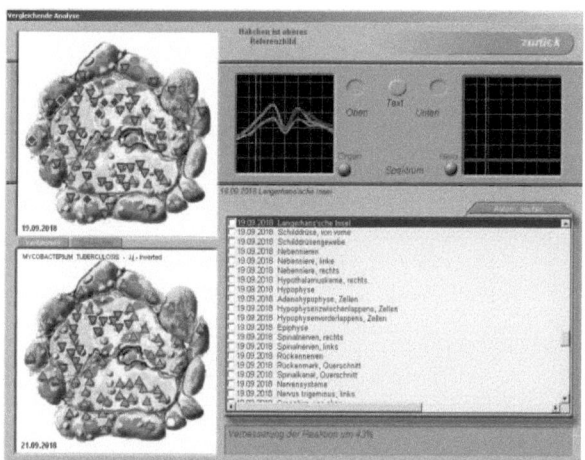

Abb. 70: *Langerhans'sche Inselzellen: Deutliche energetische Störung, bei Invertierung von Mycobacterium tuberculosis Verbesserung des energetischen Befundes um 42%. Der Patient berichtet, dass er vor ein paar Jahren aus unklaren Gründen innerhalb einer kurzen Zeit 8 kg an Gewicht verloren habe, da habe sein Fettanteil nur noch 8 Prozent betragen, das sei in seinem Fitnessstudio gemessen worden. Man habe seine Bauchmuskeln einzeln gesehen, ein Sixpack am Bauch, das sei beeindruckend, aber auch regelrecht beängstigend gewesen. Inzwischen habe er wieder 5 kg zugenommen.*

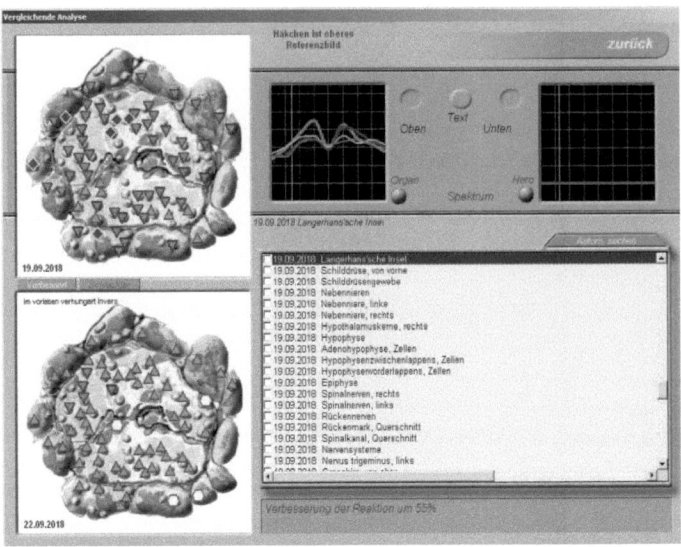

Abb. 71: *Langerhans'sche Inselzellen: Bei Invertierung von „Im Vorleben verhungert" Verbesserung des energetischen Befundes um 55%, was ein sehr deutlicher Befund ist.*

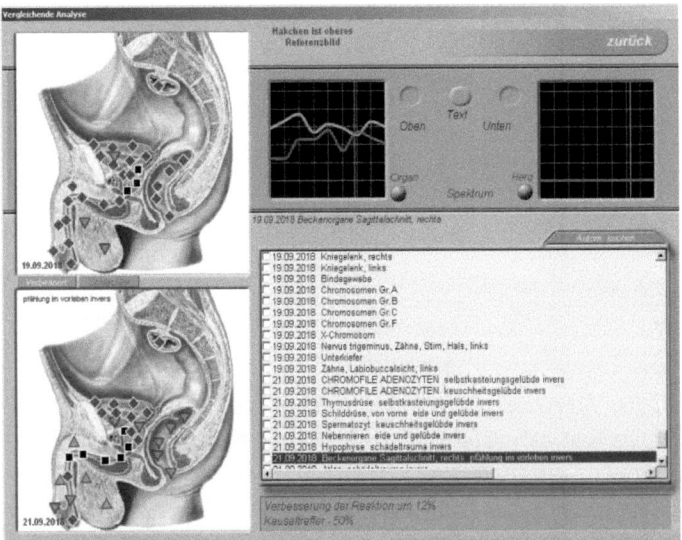

Abb. 72: *Becken Sagittalschnitt: Deutliche energetische Störung, bei Invertierung von „Pfählung im Vorleben" Verbesserung des energetischen Befundes um nur 12%, wobei die Verbesserung sicht ausschließlich im Enddarm zeigt, jedoch nicht auf der Blase und auf der Harnröhre.*

| Leitsymptome |

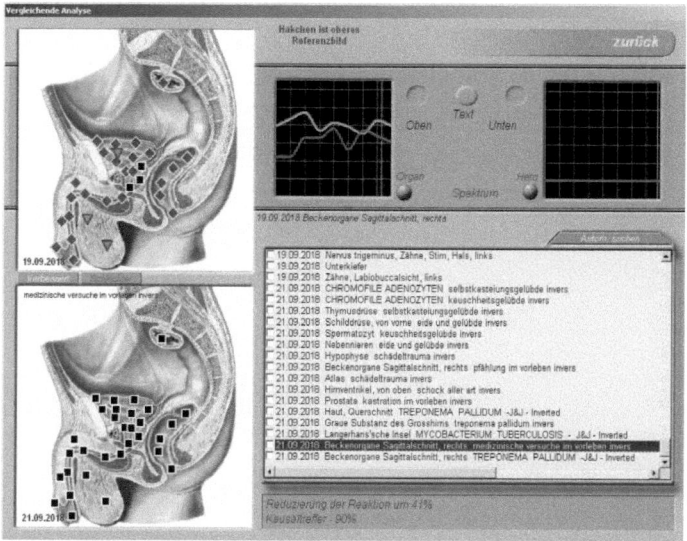

Abb. 73: *Becken Sagittalschnitt: Bei Invertierung von „Medizinische Versuche im Vorleben" kommt es zu einer Reduzierung des energetischen Befundes um nur 41%, somit hat dieses Muster keine Bedeutung.*

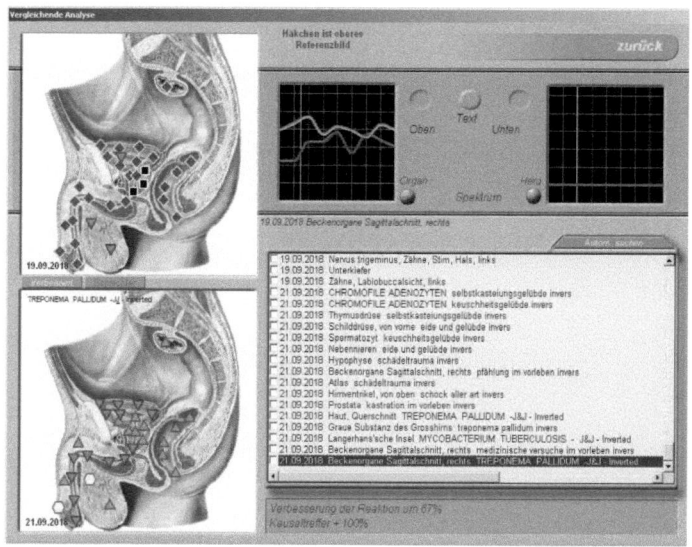

Abb. 74: *Becken Sagittalschnitt: Bei Invertierung von Treponema pallidum kommt es zu einer Verbesserung des energetischen Befundes um 67% bei einer Kausaltrefferquote von 100%. Somit liegt auf der Blase und im Enddarm eine eindeutige Belastung durch Treponema pallidum vor.*

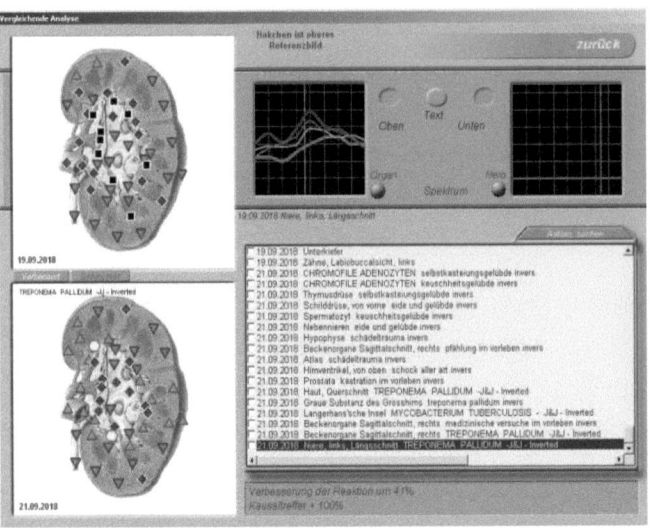

Abb. 75: Niere links: Deutliche energetische Störung, bei Invertierung von Treponema pallidum kommt es zu einer Verbesserung des energetischen Befundes um 41% bei einer Kausaltrefferquote von 100%. Somit liegt auf der Niere eine eindeutige Belastung durch Treponema pallidum vor.

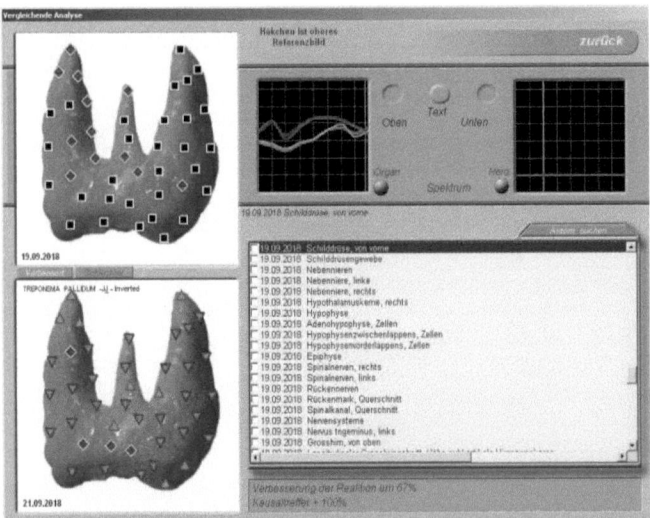

Abb. 76: Schilddrüse: Deutliche energetische Störung, bei Invertierung von Treponema pallidum kommt es zu einer Verbesserung des energetischen Befundes um 67% bei einer Kausaltrefferquote von 100%. Somit liegt auf der Schilddrüse eine eindeutige Belastung durch Treponema pallidum vor.

Bewertung: Ein komplexer Fall, an dem man zahlreiche Aspekte lernen kann. Der Patient leidet unter der miasmatischen Störung durch Treponema pallidum, nachweisbar auf dem Roten Knochenmark, aber auch auf zahlreichen anderen Organstrukturen, z.B. der Harnblase, den Nieren, der Schilddrüse und wohl noch an einigen anderen Organen, letztlich allesamt Dispositionen zu Erkrankungen durch maligne Tumoren. Wie bereits in zahlreichen anderen Casuistiken dargestellt, wirkt diese miasmatische Belastung als Selbstzerstörungsprogramm im Unterbewusstsein und ist durch drei Kennsymptome gekennzeichnet: Tumoren, Psychosen mit Suizidalität und Unfallneigung bei gesteigerter Risikobereitschaft. Die Lipome sind der Ausdruck de tumorösen Veränderung, wie das Albrecht Dürer bereits vor 500 Jahren gemalt hat und wie dies in einer früheren Casuistik über generalisierte Neurofibrome schon dargestellt wurde. Die energetische Störung kann in der NLS-Analyse direkt auf dem Hautquerschnitt nachgewiesen werden.

Die Tatsache, dass sich der Patient die Lipome teilweise selbst herausschneidet, zeigt die hohe selbstzerstörerische Impulsstärke dieses Mannes und letztlich die schwere energetische Störung durch Treponema pallidum. Aus homöopathischer Sicht ist die operative Entfernung der Lipome bedenklich, denn die Lipome sind der Versuch des Körpers, Störungen aus dem Inneren nach außen zu bringen. Schneidet der Chirurg die Lipome heraus, verlagert sich das Problem nach innen, womöglich als maligne Tumorbildung an einem inneren Organ. Die NLS-Analyse zeigt hier bereits Hinweise auf die miasmatische Störung durch Treponema pallidum an den gerade beschriebenen anderen Organen.

Auch findet sich bei diesem Patienten die schizophrene Psychose mit Suizidalität und die Unfallneigung bei gesteigerter Risikobereitschaft, somit zeigt der Patient alle drei Kennsymptome der miasmatischen Störung durch Treponema pallidum. Beeindruckend ist die energetische Störung in der NLS-Analyse durch das Miasma im Bereich des limbischen Systems in der Medialansicht des Gehirns sowie direkt im Bereich der Nervenzellen. Die energetisch-informatorische Störung findet sich an exakt der Stelle des Gehirns, an der die Symptome der schizophrenen Psychose entstehen mit Affektstörung, Antriebsstörung, Wahn, Halluzinationen, Ich-Störungen.

Interessant ist, wie valide die NLS-Analyse bei der energetischen Bewertung der Beckenorgane vorgeht: Weder bei der Prüfung auf das karmische Muster der medizinischen Versuche noch auf das karmische Muster der Pfählung im Vorleben ergibt sich ein signifikanter Befund, bei Prüfung auf die miasmatische Belastung durch Treponema pallidum indes springt das System um und zeigt ein hochsignifikantes Ergebnis.

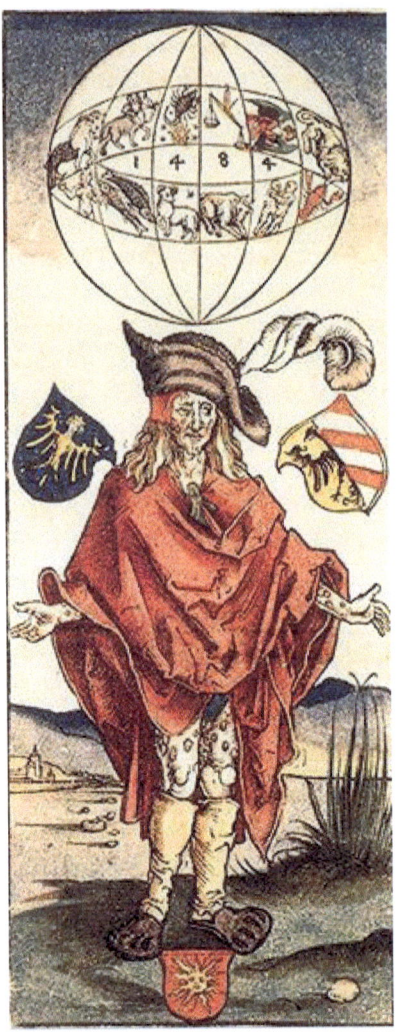

Abb. 77: Albrecht Dürer, Abbildung eines Syphilitikers (1496). Erkennbar sind die zahlreichen Hautvorwölbungen, bedingt durch Lipome und Neurofibrome.

Die Essstörung mit einer Gewichtsabnahme von 8 kg innerhalb einer kurzen Zeit ohne erkennbaren Grund ist wohl die Konsequenz aus der energetischen Störung durch die Tuberkulose in Kombination mit dem Selbstkasteiungsgelübde. Bereits in anderen Casuistiken wurde auf den Zusammenhang zwischen Übergewicht und der Tuberkulose hingewiesen. Auch auf den Langerhansschen Inselzellen zeigt sich eine deutliche energetische Störung in der NLS-Analyse, ebenso das Muster von „Verhungert im Vorleben". Es scheint so zu sein, dass durch das Selbstkasteiungsgelübde und die Tuberkulose hier als Antipoden wirken: Das Selbstkasteiungsgelübde auf der einen Seite führt zu Untergewicht, die Tuberkulose auf der anderen Seite zu Übergewicht. Je nach dem, welches Muster gerade stärker wirkt, gerät der Patient in das Unter- oder in das Übergewicht. Interessant ist zu sehen, wie der Patient mit großer Begeisterung über seine physischen Veränderungen spricht, als sein Fettgehalt stark absinkt und er über und über von deutlich sichtbaren Muskelsträngen übersät ist. Da zeigt sich das Selbstkasteiungsgelübde in seiner vollen Ausprägung.

Geradezu erschütternd ist die schwere energetische Störung der Chromosomen, bedingt durch die Sepsis mit Clostridium tetani nach Kastration im Vorleben. Gerade solche septischen Verläufe finden sich immer wieder als massive energetisch-informatorische Belastungen auf den Chromosomen, woran man erkennt, wie tief solche Vorfälle gehen und wie sehr sich diese Muster epigenetisch manifestieren. Auf den Hoden und der Prostata findet sich das karmische Muster der Kastration im Vorleben und auf den chromophilen Adenozyten, der Schilddrüse, den Nebennieren und auf der Thymusdrüse die Belastung durch Eide und Gelübde, neben einem Selbstkasteiungsgelübde insbesondere das Keuschheitsgelübde. Passend dazu die Schilderung des Patienten, dass er nicht verheiratet sei und auch keine Freundin habe, sondern sich ausschließlich seinem Sport als einziger Leidenschaft widme. Der Drang nach einer Selbstverwirklichung im Sport sowie das exzessive Muskeltraining im Fitnessstudio können als eine Kompensationsreaktion einer zugrunde liegenden Störung des Männlichkeitsempfindens und letztlich eines schweren Minderwertigkeitskomplexes interpretiert werden. Diese Beobachtung habe ich nicht nur einmal gemacht, sondern finde das karmische Muster der Kastration bei einer Vielzahl von Bodybuildern. Macht man die Bodybuilder auf diesen Zusammenhang aufmerksam, so passiert es nicht selten, dass sie einem unumwunden Recht geben, womit sie sich letztlich ihres seelischen Defizits in vielen Fällen durchaus bewusst zu sein scheinen.

Auf der Hypothalamussekretzelle zeigt sich zudem eine Schuldbelastung.

Schließlich findet sich noch die energetische Störung auf dem Hirnstamm und den Hirnnervenkernen, bedingt durch die zahlreichen Narkosen der Vergangenheit, sowie die energetische Störung auf der Hypophyse, bedingt durch die schweren Schädelhirntraumata der Vergangenheit.

Die Behandlung besteht in zahlreichen Einzelaktionen:
- Ausleitung des Miasma von Treponema pallidum durch Aufspielen der invertierten Information auf Neutralglobuli, womit die selbstzerstörerischen Impulse unterdrückt werden. Die bestehenden Lipome sollen nicht mehr wei-

ter wachsen und keine neuen mehr entstehen. Auch soll die Gefahr einer Tumorbildung an den inneren Organen damit ausgeschaltet werden. Gleichwohl steht zu befürchten, dass durch die Reduzierung der Risikobereitschaft und der Grenzüberschreitung die sportliche Karriere des Patienten vernichtet wird, denn ohne diese Eigenschaften sind echte Spitzenleistungen wohl kaum zu erreichen. Man sieht: Jede Aktion führt zu Wirkungen und Nebenwirkungen, das gilt für die chemischen Therapien der Schuldmedizin wie auch für die geistig-informatorischen Therapien der Aurachirurgie. Letztlich ist davon auszugehen, dass die meisten Spitzensportler im Leistungssport das Miasma von Treponema pallidum in sich tragen, denn erst durch diese Charaktereigenschaft der Grenzüberschreitungen sind solche Spitzenleistungen erst möglich.

- Zurücksetzen und Fixieren der Hoden zur Behandlung des karmischen Musters der „Kastration im Vorleben".
- Ausleitung von Schädelhirntraumata.
- Ausleitung von Narkosen.
- Darmsanierung mit Ernährungsumstellung und deutlicher Reduktion der Kohlenhydrate, was für einen Leistungssportler natürlich hoch problematisch ist.
- Ausleitung von Mycobacterium tuberculosis.
- Ausleitung von „Verhungert im Vorleben".
- Ausleitung von Clostridium tetani.
- Aurachirurgische Auflösung des Selbstkasteiungs- und des Keuschheitsgelübdes sowie der Schuld.

Ticstörung

Anamnese: Der Patient, 7 Jahre alt, kommt mit der Verdachtsdiagnose einer Tic-Störung in die Behandlung. Die psychologische Prüfung habe nach Angaben der Mutter einen Normalbefund ergeben, das Kind sei normal begabt, in der 2. Klasse der Schule leicht unkonzentriert, aber komme gut im Stoff mit. Auffällig sei eine gewisse ADS-Problematik mit unruhigen Phasen, Quängeln mit dauerndem Nachfragen und einer motorischen Unruhe. Der Tic bestehe in einer eigenartigen Bewegung der Hände und Finger, die er schüttle. Weil der Verdacht auf ein epileptisches Anfallsleiden vorlag, ohne dass der Patient je das Bewusstsein verloren habe, wurde eine neurologische Untersuchung durchgeführt, die jedoch ohne Befund blieb. Weder zeigten sich anfallstypische Potenziale in der EEG-Untersuchung noch organische Auffälligkeiten in der Kernspintomographie.

Aurachirurgie: Beim Zug am virtuellen Strick in der Aura macht der kleine Patient plötzlich ganz große Augen: Deutlich kann er die Enge am Hals spüren, auch als ich hinter dem Kopf des Patienten am Strick ziehe. Nach Aufschneiden der Schlinge und nach Entfernung des Stricks ist die Resonanz genauso eindeutig auch wiederum verschwunden. Die Mutter des Kindes berichtet von den immer wiederkehrenden Hals- und Mandelentzündungen, die seit Jahren ein großes Problem seien. Nach aurachirurgischer Interpretation ist das karmische Muster des Erhängens hierfür als kausal zu betrachten, indem der Hals durch die Erhängung zu einem locus minoris resistentiae wird, an dem sich entsprechend Streptokokkenkeime festsetzen und zu wiederkehrenden Entzündungen führen. Die bakterielle Entzündung ist somit letztlich die Folge eines zugrunde liegenden seelischen Themas.

Es zeigt sich das karmische Muster der Schwarzen Magie, ausschließlich im Bereich des Halses. Angesprochen auf etwaige Sprechblockaden schaut das Kind verständnislos, offensichtlich nicht verstehend, was die Frage bedeutet. Aber die Mutter meint gleich, dass sie das Problem von Sprechblockaden sehr wohl bei sich kenne. Als ich der Mutter dann erläutere, dass das karmische Muster der Schwarzen Magie oft von der Mutter auf die Nachkommen vererbt werde, schließt sich der Kreis: die Mutter und das Kind wechseln die Plätze und tatsächlich findet sich bei der Mutter ebenfalls eine Resonanz im Halsbereich. Zusätzlich zeigt sich noch eine Resonanz beim Zug am virtuellen Draht zwischen den Beinen, was auf eine gynäkologische Problematik hindeutet. Nach den typischen Symptomen wie Menstruationsbeschwerden, prämenstruelles Syndrom, Zysten, Myome, Extrauteringraviditäten, Aborte oder unerfüllter Kinderwunsch befragt, meint die Mutter etwas betreten, ihr Sohn sei ein künstlich gezeugtes Kind. Die Mutter ist schier fassungslos, dass ich über diese Untersuchung letztlich auf das bislang gegenüber dem Kind wohl gehütetes Geheimnis gekommen bin. Die Mutter erzählt, dass ihr Sohn immer Probleme in der Schule habe, weil er von Mitschülern bedrängt würde und dies alles mit sich geschehen lasse. Ich erzähle der Mutter, dass dies wohl auch ein Symptom der Schwarzen Magie sei, im Sinne einer mangelhaften Abgrenzungsfähigkeit und einem Nähe-Distanz-Problem. Sowohl bei der Mutter als auch beim Kind wird das karmische Muster der Schwarzen Magie erfolgreich aufgelöst.

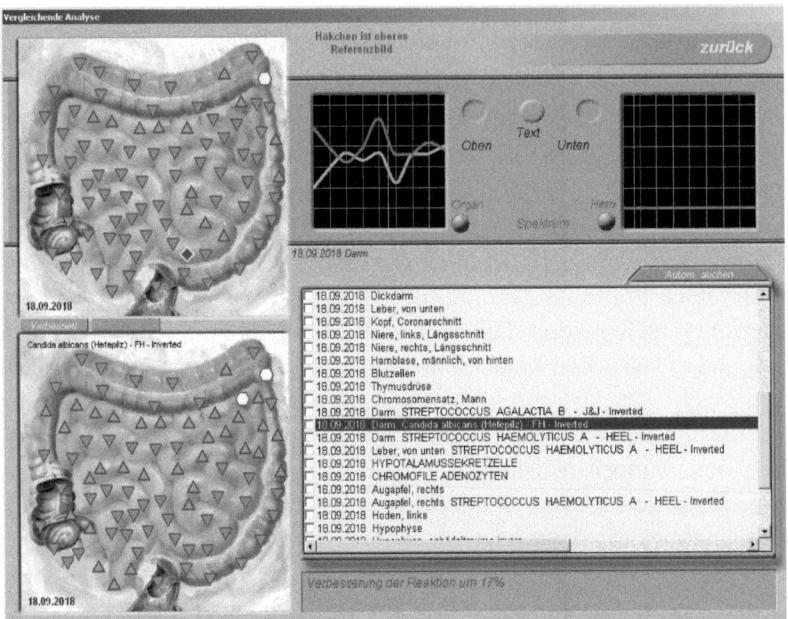

Abb. 78: Darm: Die energetische Belastung kommt durch zu viele Süßigkeiten in Kombination mit drei durchgeführten Antibiotikatherapien bei Hals- und Mandelentzündungen. Das bedeutet: Die energetische Störung ist letztlich die Konsequenz aus der zugrunde liegenden Kausalität des karmischen Musters des Erhängens im Vorleben, d.h. eines seelischen Themas. Jedoch ist die Belastung mit 17% noch nicht stark ausgeprägt. Bei Druck auf den DI4 Punkt gibt der kleine Patient an, dass ihm das sehr weh tue, was die energetische Störung im Dickdarmmeridian und damit letztlich auch im Dickdarm beweist. Und auch nach Invertierung von Candida albicans sind immer noch erhebliche energetische Störungen im Darm enthalten, durch Invertierung von Candida albicans verbessert sich der energetische Befund nur um 17%. Entsprechend gilt es nach weiteren Keimen im Darm zu suchen.

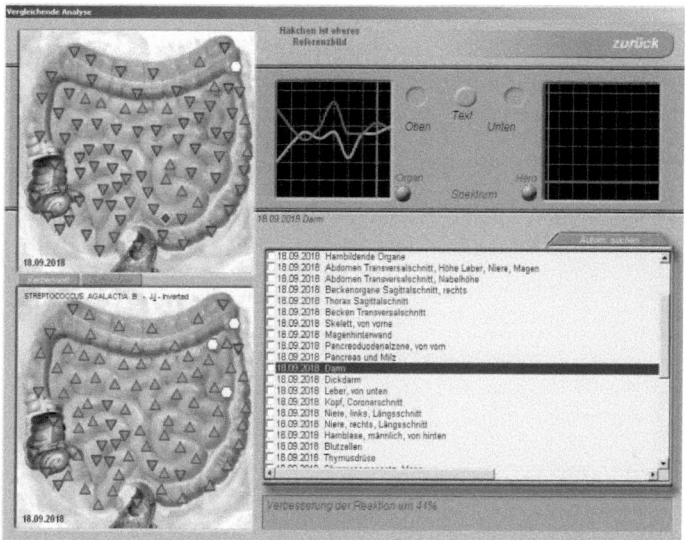

Abb. 79: Darm: Hier zeigt sich, dass die Streptokokkenkeime viel stärker an der energetischen Störung des Darms beteiligt sind als der Candida Pilz. Durch Invertierung von Streptococcus haemolyticus verbessert sich der energetische Befund um 41%.

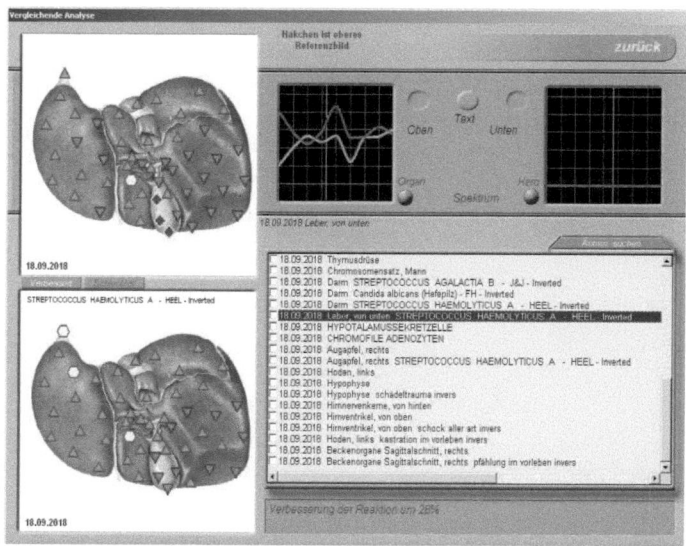

Abb. 80: Leber von unten: Energetische Störung, bei Invertierung von Streptococcus haemolyticus verbessert sich der energetische Befund um 28%.

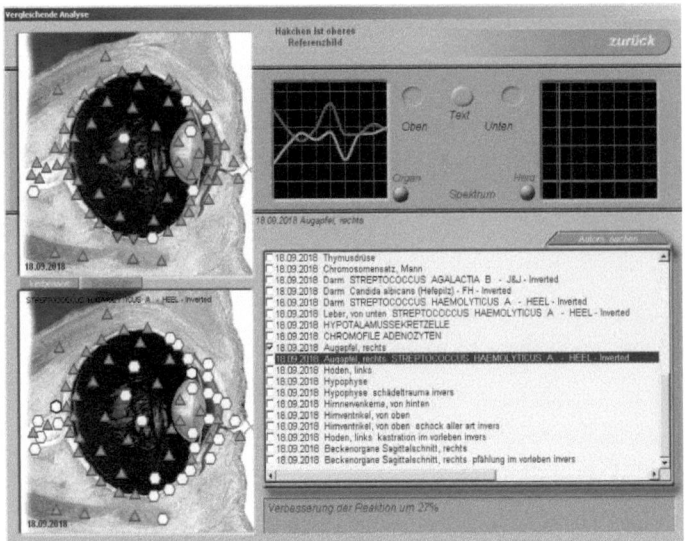

Abb. 81: *Augapfel rechts: Obwohl der Patient noch so jung ist, zeigen sich bereits die Auswirkungen der energetischen Leberstörung bereits an den Augen. Die Mutter als auch das Kind meinen zwar, die Sehschärfe habe nicht nachgelassen, allerdings beschreibt die Mutter nach kurzer Zeit des Überlegens, dass ihr aufgefallen sei, dass ihr Sohn immer an den Augen reibe.*

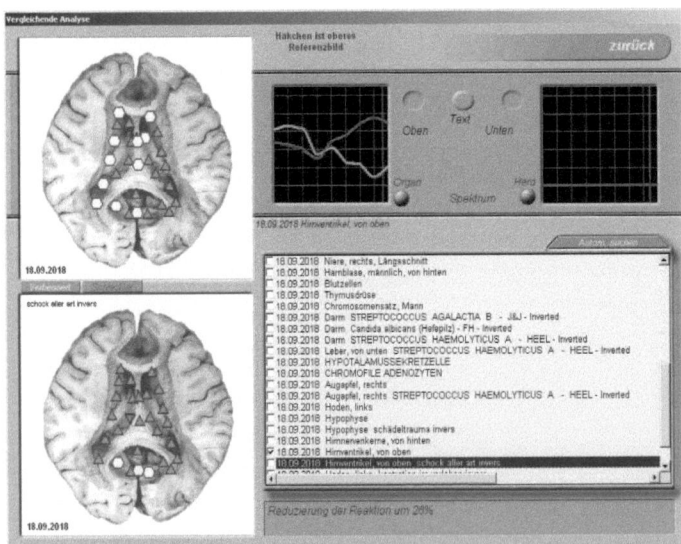

Abb. 82: *Hirnventrikel: Keine energetische Störung, jedoch zeigt sich bei Invertierung von Schock aller Art eine überraschend deutliche Verbesserung um 26%.*

| Leitsymptome

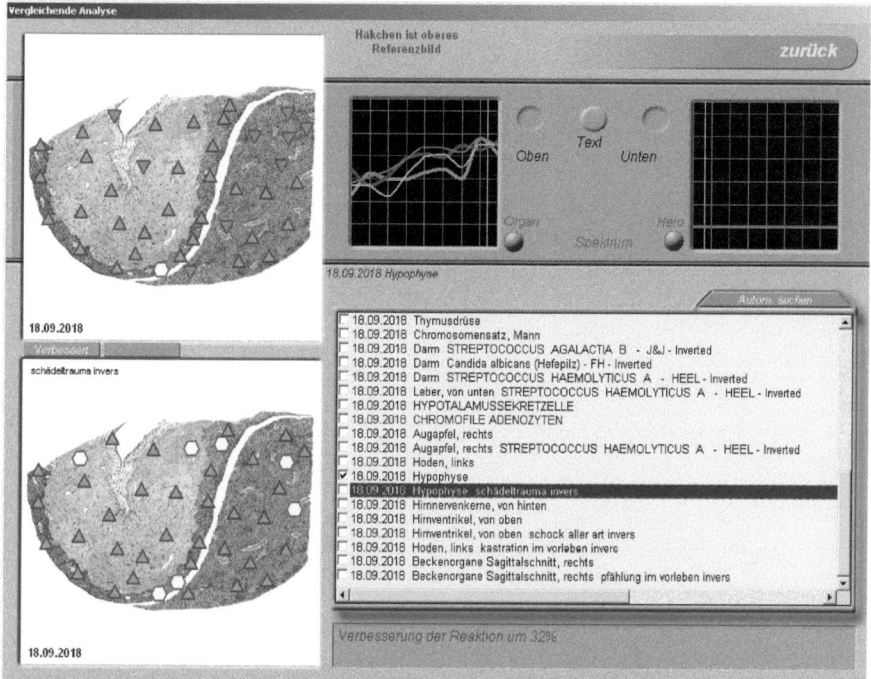

Abb. 83: *Hypophyse: An der Hypophyse zeigt sich eine energetische Störung, die die Konsequenz eines Schädelhirntraumas darstellt. Die Mutter ist beeindruckt, denn sie hatte zuvor nichts von einem Schädeltrauma erzählt. Bei der Invertierung von Schädelhirntraumas zeigt sich eine deutliche Verbesserung des energetischen Befundes um 32%. Und tatsächlich berichtet die Mutter, das ihr Sohn bereits zweimal hart mit dem Kopf auf die Tischkante aufgeschlagen sei, jeweils mit einer Platzwunde im Stirnbereich, deretwegen er habe genäht werden müssen. Die Hypophyse liegt in der Sella turcica der Schädelbasis und ist bei Schädeltraumen besonders stark belastet: Während das Gehirn innerhalb der Schädelkalotte die Akzelerations- und Dezelerationsbewegung mitmachen bzw. sich entsprechend dem Trauma mitbewegen kann, bleibt die Hypophyse innerhalb der Sella turcica an Ort und Stelle fixiert. Das führt zu erheblichen Zerrungen im Hypophysenstamm, im schlimmsten Fall kommt es gar zu einem Abriss des Hypophysenstiels mit schwerwiegenden Konsequenzen: Eine Sekretionssekretionsstörung im Bereich der Adenohypophyse der Hormone TSH zur Schilddrüsensteuerung, ACTH zur Nebennierensteuerung, FSH und LH zur Ovariensteuerung, eine Sekretionssekretionsstörung im Bereich der Neurohypophyse der Hormone Oxytocin zur Steuerung der Gebärmuttermuskulatur und Vasopressin zur Steuerung des Blutdrucks.*

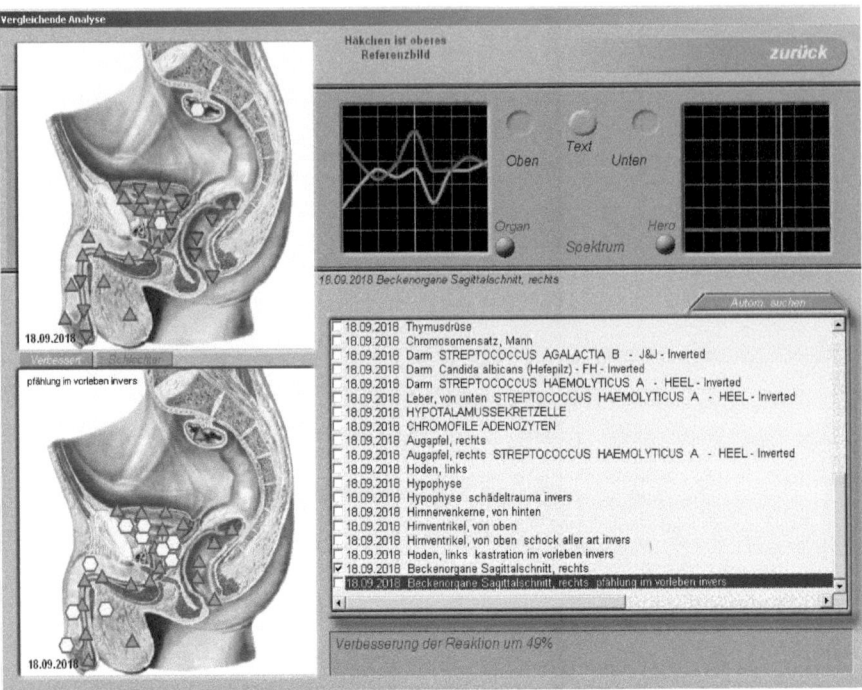

Abb. 84: *Beckenorgane Sagittalschnitt: Ein beeindruckender Befund: Es zeigt sich eine deutliche energetische Störung im Beckenorgane Sagittalschnitt mit Befall von Blase, Harnröhre und Enddarm. Bei Invertierung von Pfählung im Vorleben kommt es zu einer Verbesserung des energetischen Befundes um bemerkenswerte 49%. das passt auch zur klinischen Symptomatik: Die Mutter erzählt, dass ihr Sohn immer wieder einmal einnässe, was ihm sehr unangenehm sei, wofür er aber offensichtlich angesichts des Befundes wohl nichts könne. Die Mutter bekommt gleich ein schlechtes Gewissen, da sie ihren Sohn immer wieder dafür schimpfte, dass er wieder in die Hose gemacht hätte. Auch beschreibt die Mutter, dass ihr Sohn beim Stuhlgang einen regelrechten Analprolaps habe, indem sich die Enddarmschleimhaut nach außen vorwölbe. Das sei ihr schon seit Jahren aufgefallen, der Kinderarzt habe immer gemeint, man solle einfach zuwarten, das würde sich über die Zeit schon geben. Jetzt erscheint diese Symptomatik plötzlich angesichts des karmischen Musters der Pfählung im Vorleben in einem ganz anderen Licht. Der Patient wird daraufhin kinesiologisch getestet, was gar nicht so einfach ist, denn ein 7-jähriges Kind braucht man nur leicht anzustoßen, dass es umfällt. Nach einigen kinesiologischen „Testläufen" ist schließlich ein kinesiologischer Referenzwert gefunden, von dem aus das karmische Muster der Pfählung getestet werden kann. Und tatsächlich: Der kleine Patient kippt deutlich nach vorne, ein eindeutiger Hinweis, dass auch in der*

Kinesiologie dieses Muster gefunden werden kann, obwohl der kleine Patient bei der Erwähnung des Begriffes „Pfählung" gar nicht wissen kann, um was es sich hierbei konkret handelt. Nach aurachirurgischer Auflösung mit Herunterheben des Patienten vom Pfahl und Verschließen der virtuellen Wunden im bereich der Schulterblätter bleibt der Patient in der kinesiologischen Nachtestung stabil stehen. Das karmische Muster der Pfählung im Vorleben gilt damit als aufgelöst. Die Mutter beschreibt eindrucksvoll, dass sie sich seit Jahren über die Haltung ihres Sohnes wundere, weil er immer so mit nach vorne gezogenen Schultern und einem gebeugten Rücken in einer schlechten Haltung da stehe. Ihr Mann und sie würden ihren Sohn immer darauf hinweisen, doch gerader zu stehen, aber ohne nachhaltigen Erfolg. Auch hier wird der Mutter schnell klar, dass es sich letztlich um ein seelisches Thema des Kindes handelt, so dass die schlechte Haltung keine böse Absicht ist.

Bewertung: Die motorische Unruhe und die emotionale Instabilität mit Quängeln und dauerndem Nachfragen ist auf die energetische Leberstörung zurückzuführen. Wichtig ist der Ausschluss eines epileptischen Anfallsleidens, z.B. einer Abscence, was jedoch auf Grund der Schilderung der klinischen Symptomatik und auch auf Grund der von einem Neurologen durchgeführten EEG-Untersuchungen wohl nicht das zugrunde liegende Problem ist. Vielmehr handelt es sich um Tics, ausgelöst durch energetische Störungen an verschiedenen Organen, wie das in der NLS-Analyse eindrucksvoll gezeigt werden kann. Im Bereich der Hypophyse auf Grund eines durchgemachten Schädelhirntraumas, obwohl sich auf den Hirnventrikeln keine energetischen Hinweise auf ein Schockerlebnis durch das Schädelhirntrauma finden. Beeindruckend ist, wie stark und eindeutig das Kind bei der Prüfung des karmischen Musters des Erhängens in Resonanz geht und wie ebenso eindeutig die Resonanz nach Auflösung des Musters verschwindet. Ohne jegliche intellektuelle Verarbeitung oder ein Verständnis für die jeweils vermutete Kausalität durch das Kind kann eine kinesiologische Testung auf das karmische Muster der Pfählung durchgeführt und die Diagnose eindeutig gestellt werden. Ticstörung gehen häufig mit dem karmischen Muster der Schwarzen Magie einher. Der Charakter der Verfluchung und der Manipulation steckt in diesem Muster, was sich in dem manipulativen bzw. zwanghaften Erscheinungsbild des Tics äußert.

Schilddrüsenstörung

Anamnese: Patientin, 46 Jahre alt, kommt in die Behandlung wegen ihrer Schilddrüsenprobleme. Vor drei Jahren sei die Schilddrüse wegen multipler Zysten vollständig entfernt worden. Seitdem schwanke sie dauernd zwischen Schilddrüsenüber- und Unterfunktion, einmal mit Herzrasen und Schweißausbrüchen, das andere mal mit bleierner Müdigkeit und langsamem Puls. Eine Normalisierung der Schilddrüsenwerte wäre ihr sehnlichster Wunsch.

Aurachirurgie: In der aurachirurgischen Exploration zeigt sich das karmische Muster der Schwarzen Magie, insbesondere im Bereich des Halses. Befragt nach etwaigen Sprechblockaden gibt die Patientin an, dass sie v.a. in der Schulzeit immer das Problem hatte, dass sie, obwohl sie die Antwort wusste, bei Fragen des Lehrers wie verstockt dasaß und nichts herausbrachte, weshalb sie immer eine schlechte Zensur in der Mitarbeitsnote bekam.

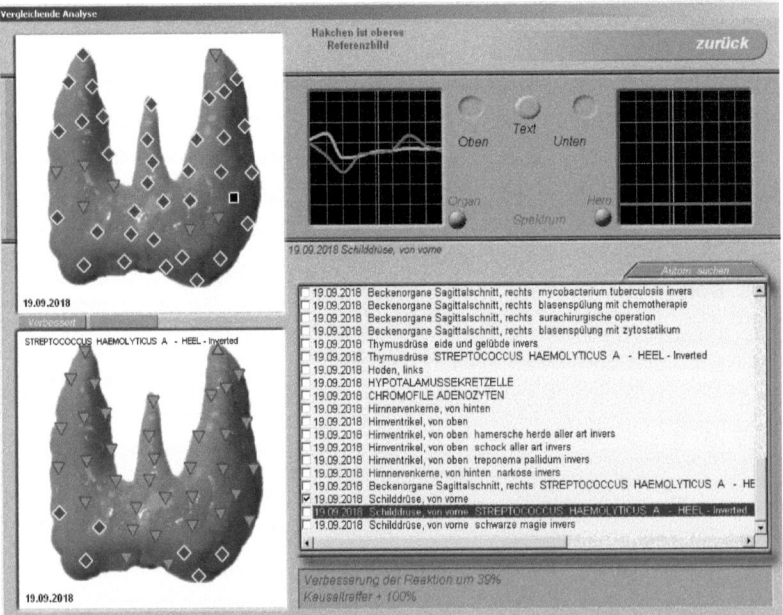

Abb. 85: Schilddrüse von vorne: Deutliche energetische Störung, bei Invertierung von Streptococcus haemolyticus zeigt sich eine Verbesserung des energetischen Befundes um 39% bei einer Kausaltrefferquote von 100%.

Leitsymptome

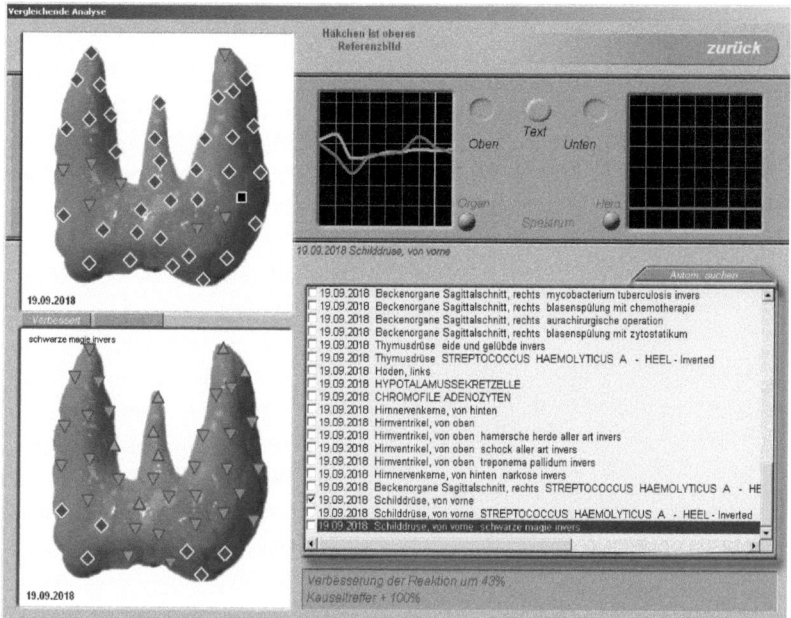

Abb. 86: *Schilddrüse von vorne: Bei Invertierung von Schwarze Magie zeigt sich eine Verbesserung des energetischen Befundes um 39% bei einer Kausaltrefferquote von 100%.*

Bewertung: Interessanterweise ist die Schilddrüse, obwohl nach schulmedizinischen Kriterien auf Grund der durchgeführten Totaloperation morphologisch nicht mehr existent, in der NLS-Analyse energetisch nach wie vor nachweisbar. Je man kann sogar erkennen, welche informatorischen Störungen seinerzeit wohl zu der Schilddrüsenerkrankung geführt haben, im vorliegenden Fall die Kombination aus dem miasmatischen Muster von Streptococcus haemolyticus und dem karmischen Muster der Schwarzen Magie. Dabei war die Schwarze Magie die Grundlage für das Geschehen, sie bereitete quasi den seelischen Boden für die Besiedelung mit Streptokokken. Das Muster der Schwarzen Magie kann in der aurachirurgischen Exploration nach wie vor eindeutig im Halsbereich in der Aura ausgelöst werden, die Patientin fühlt bei der Bewegung der Hand mit den Fingern nach unten ein Druckgefühl. Nach Entfernung mit dem Schlüssel nach den Prinzipien, wie diese im Lehrbuch der Aurachirurgie beschrieben sind, ist die Resonanz schließlich vollständig verschwunden. Die Problematik der schlechten Einstellbarkeit der Stoffwechselsituation durch künstliche Schilddrüsenhormone mag letztlich auch mit dieser Konstellation zusammenhängen: Solange die miasmatischen und karmischen Belastungen nicht aurachirurgisch gelöst sind, solange wird es keine befriedigende Schilddrüsenhormonspiegel geben, sondern ein fortlaufender Wechsel zwischen hyper- und hypothyreoter Stoffwechsellage. Und tatsächlich: Nach aurachirurgischer Behandlung normalisiert sich die Situation, die laborchemisch gemessenen Schilddrüsenhormonwerte erreichen gleichbleibende Spiegel und die durch die zuvor stattgefundenen Spiegelschwankungen ausgelösten Symptome verschwinden. Diese Konstellation ist in vielfacher Weise paradox: Das morphologisch entfernte Organ ist energetisch-informatorisch noch vorhanden, die Kausalität für die seinerzeitige Schilddrüsenfehlfunktion kann mit den geeigneten Methoden noch nachgewiesen werden und die aktuelle Symptomatik lässt sich durch Behandlung der energetisch-informatorischen Störungen tatsächlich auch noch behandeln. Manchmal ist Aurachirurgie regelrecht unheimlich...

Dornwarzen

Anamnese: Patientin, 38 Jahre alt, leidet seit vielen Jahren unter Dornwarzen an den Fußsohlen. Die Füße und Hände seien immer kalt und schlecht durchblutet.

Aurachirurgie: In der aurachirurgischen Exploration zeigt sich ein ausgeprägtes Sklavenjoch. Beim Aufschneiden der Fesseln an Armen und Beinen zeigt sich eine deutlich bessere Beweglichkeit der Extremitäten, ein bislang nicht gekanntes Freiheitsgefühl sowie spontan eine bessere Durchblutung mit Kribbeln in Fingern und Zehen. Die Patientin ist so überrascht und überwältigt, dass sie zu weinen beginnt.

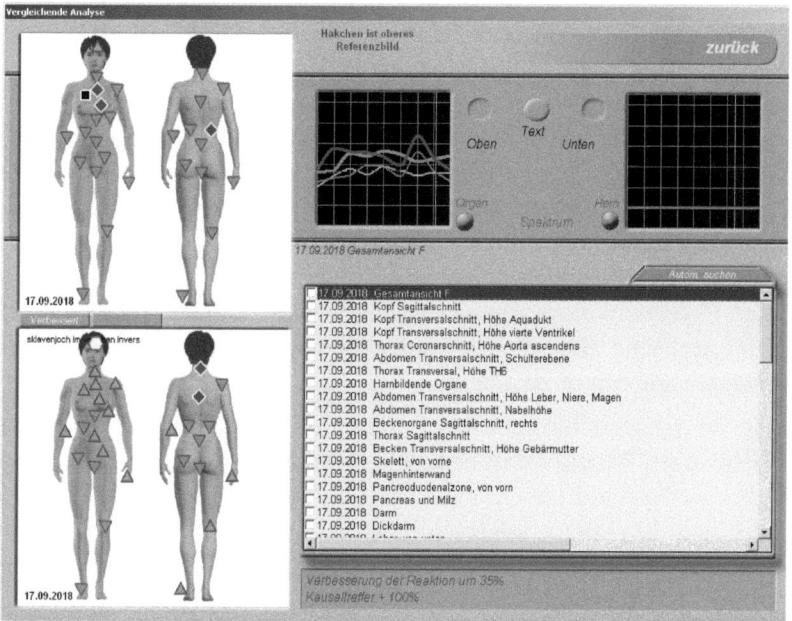

Abb. 87: Gesamtansicht: Deutlich erkennbare energetische Störung im Brustbereich, bei Invertierung von Sklavenjoch im Vorleben Verbesserung des energetischen Befundes um 35% bei einer Kausaltrefferquote von 100%.

Bewertung: Es handelt sich um Dornwarzen an beiden Füßen bei energetischer Minderversorgung der Füße durch das Sklavenjoch im Vorleben mit chronisch kalten Füßen auf Grund von Durchblutungsstörungen. In den folgenden Wochen verschwinden die Dornwarzen, die sich letztlich an den Füßen als loci minoris resistentiae festgesetzt haben.

Knochenbrüche

Anamnese: 61-jähriger Patient, Richter von Beruf, kommt wegen seines vor vier Jahren diagnostizierten Multiplen Myeloms in die Behandlung. Nach eigenen Angaben finden sich zahlreiche Herde in der Wirbelsäule und im Becken, was zu mehreren Wirbelfrakturen und Einbrüchen der Wirbeldecken in den Zwischenwirbelräumen geführt habe. Nach Diagnosestellung erhielt er eine dreimalige low dose Therapie mit einem nicht näher benannten Zytostatikum, danach sei es zu einer deutlichen Remission des Tumors bekommen. Leider sei der Tumor jedoch vor einem Jahr wieder aufgetreten, deutlich schlimmer und hochgradig progredient, diesmal sei dann eine einmalige Hochdosistherapie erfolgt. Trotzdem komme es aktuell zu einer Progression des Befundes, was ihn sehr belaste. Sein ganzes Dasein drehe sich nur noch um den Tumor und die Lebensqualität sei dadurch sehr eingeschränkt. Er habe auch große Schmerzen auf Grund der Wirbeleinbrüche, weshalb ihm die Wirbel in einer Operation verblockt worden seien. Aktuell leide er unter Husten, man habe bereits die Lunge radiologisch untersucht mit der frage, ob dort Absiedelungen des Tumors zu finden seien, jedoch sei dort nichts gefunden worden. Nachdem er die Torturen im Krankenhaus mit den nebenwirkungsreichen Chemotherapien und den von Angst bestimmten Rahmenbedingungen nicht mehr ertrage, habe er sich an einen bekannten Psychoonkologen gewendet, der ihm sehr gut tue. Mit diesem versuche er seine seelische Situation zu besprechen und durch Imaginations- und Meditationsübungen am Tumor zu arbeiten.

Aurachirurgie: In der aurachirurgischen Exploration zeigt sich das karmische Muster der Schwarzen Magie zwischen den Beinen im Genitalbereich. Bei Männern hat dies vielfach mit Lebensangst und Lebensversagen zu tun. Zwar ist der Patient beruflich durchaus erfolgreich, aber es quält ihn nach eigenen Angaben seit jeher eine Existenzangst, von der er letztlich nie wirklich wusste, woher sie kam, zumal es ihm eigentlich finanziell immer ganz gut ging.

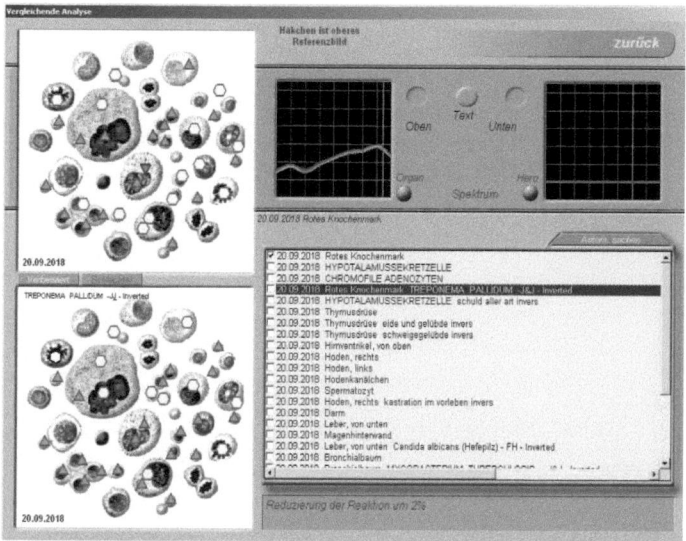

Abb. 88: Rotes Knochenmark: Gute energetische Ausstattung, keine Hinweise auf energetische Störung, bei probatorischer Invertierung von Treponema pallidum **Reduzierung** der Reaktion um 2%. Damit ist bewiesen, dass keine energetische Belastung durch von Treponema pallidum vorliegt.

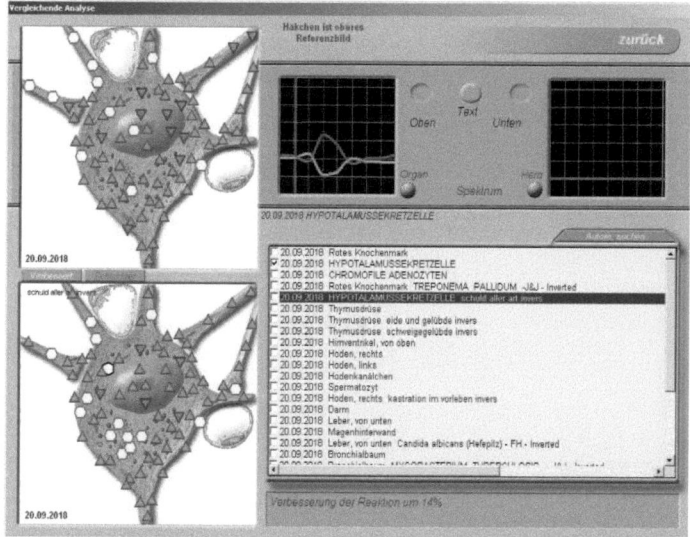

Abb. 89: Hypothalamussekretzelle: Normalbefund, bei Invertierung von Schuld aller Art überraschenderweise doch noch Verbesserung des energetischen Befundes um 14%.

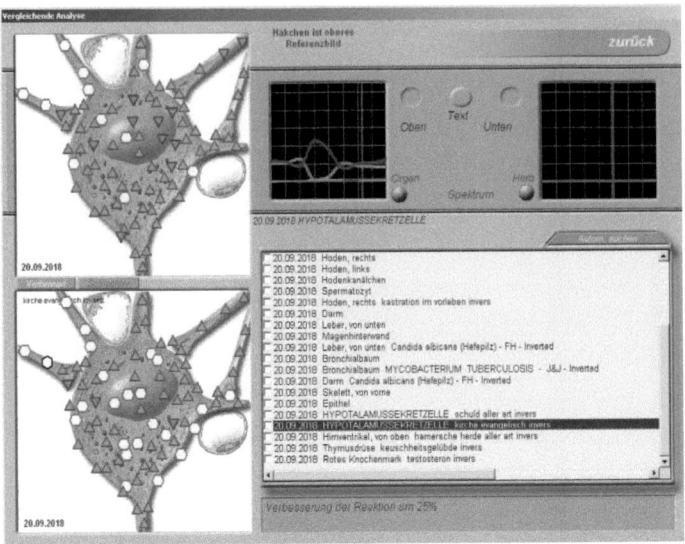

Abb. 90: *Hypothalamussekretzelle: Bei Invertierung von Kirche evangelisch deutliche Verbesserung des energetischen Befundes um 25%.*

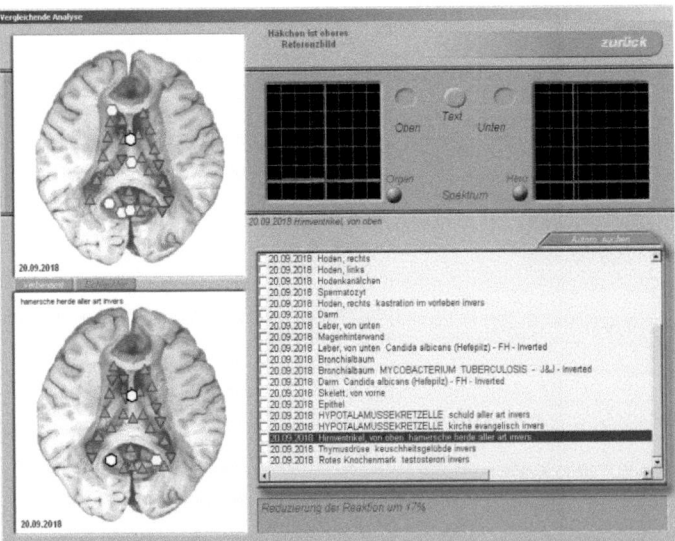

Abb. 91: *Hirnventrikel von oben: Energetischer Normalbefund, bei probatorischer Invertierung von Hamersche Herde* **Reduzierung** *der Reaktion um 17%. Damit ist bewiesen, dass keine Hamerschen Herde vorliegen.*

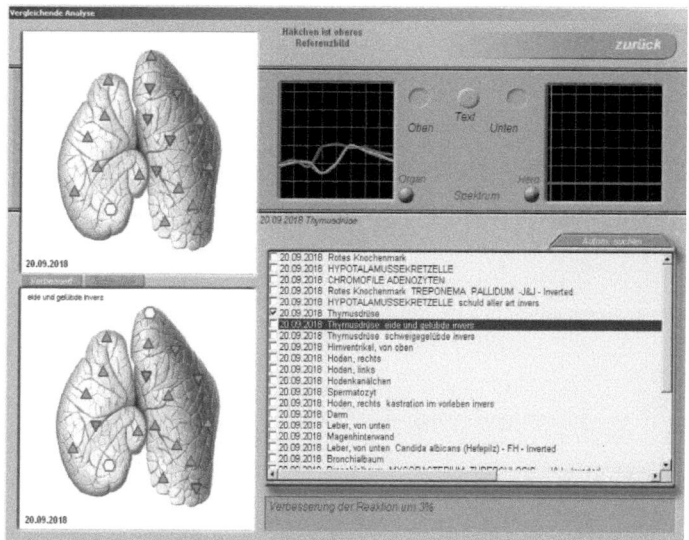

Abb. 92: Thymusdrüse: Diskrete energetische Störung, bei Invertierung von Eiden und Gelübden Verbesserung der Reaktion um nur 3%.

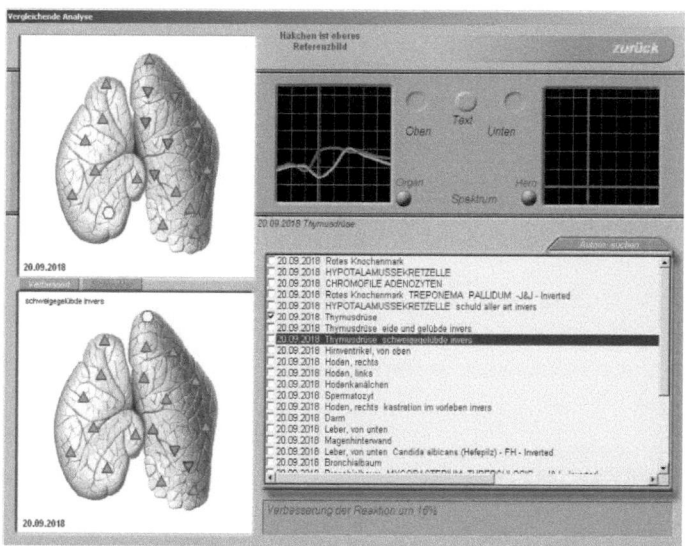

Abb. 93: Thymusdrüse: Nachdem der Patient so verhalten und schweigsam wirkt, wird trotz des guten energetischen Ausgangsbefundes noch weiter geprüft: Und tatsächlich zeigt sich bei Invertierung von Schweigegelübde eine Verbesserung der Reaktion um 16%.

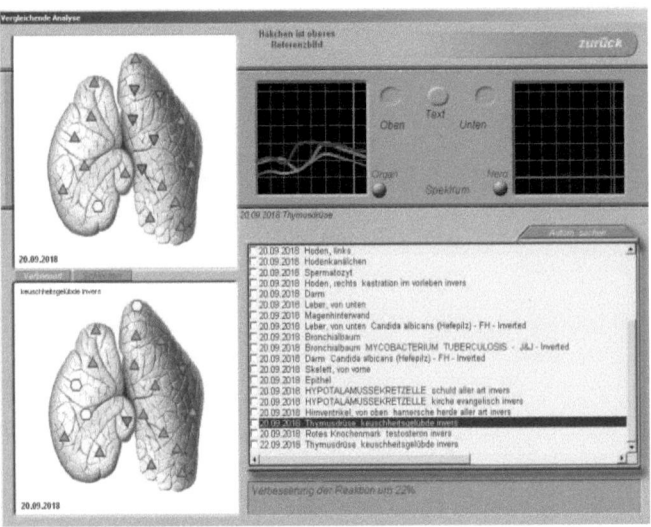

Abb. 94: Thymusdrüse: Bei Invertierung von Keuschheitsgelübde zeigt sich gar eine Verbesserung der Reaktion um 22%.

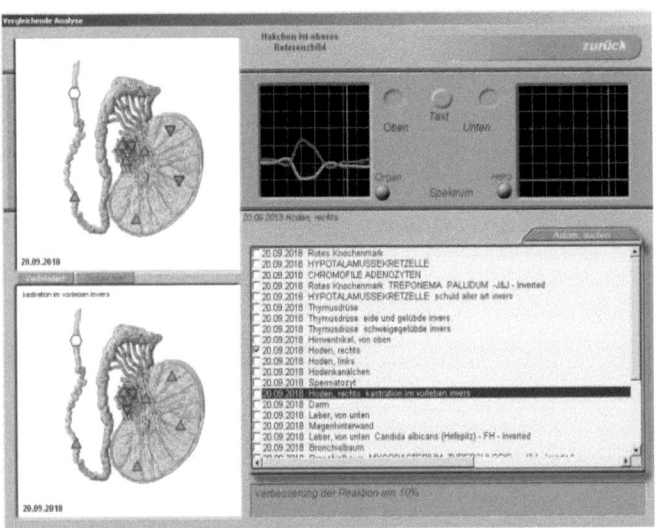

Abb. 95: Hoden rechts: Energetische Störung, bei Invertierung von Kastration im Vorleben kommt es zu einer Verbesserung des energetischen Befundes um 10%. Der Patient berichtet von einer Varikozelenoperation vor 14 Jahren wegen einer damals bestehenden Kinderlosigkeit, seitdem quäle ihn eine chronische Orchitis (Hodenentzündung). Der Kinderwunsch ging damals nach einer längeren Hormonbehandlung mit Testosteron in Erfüllung, er habe zwei Töchter..

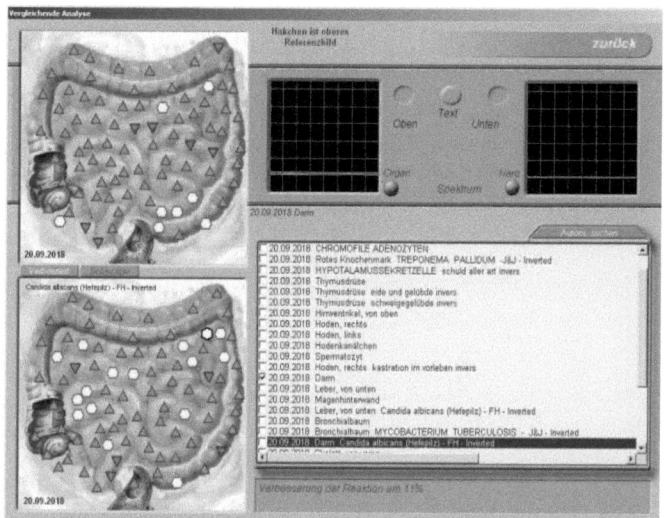

Abb. 96: Darm: Diskrete energetische Störung, bei Invertierung von Candida albicans kommt es zu einer Verbesserung des energetischen Befundes um 11%. Der Patient gibt an, sehr bewusst zu essen, insbesondere keine Kohlenhydrate bei bestehendem Tumorleiden. Jedoch habe er während der Chemotherapien über viele Wochen oder gar Monate Magenschutzpräparate eingenommen.

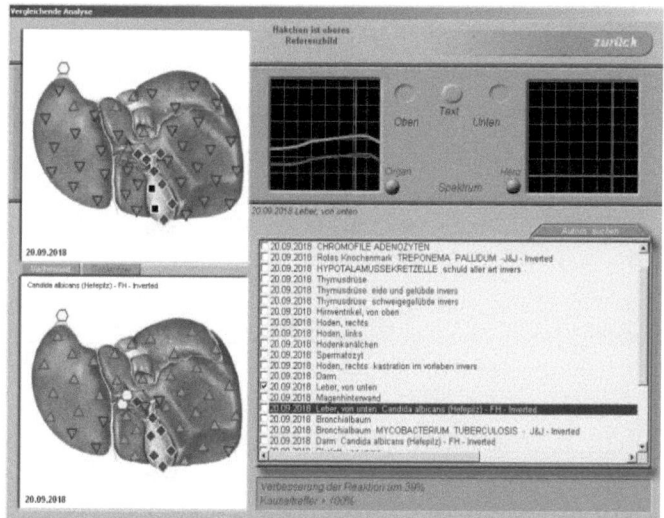

Abb. 97: Leber von unten: Energetische Störung, bei Invertierung von Candida albicans kommt es zu einer Verbesserung des energetischen Befundes um bemerkenswerte 39%, was angesichts der geringen Darmbelastung verwundert.

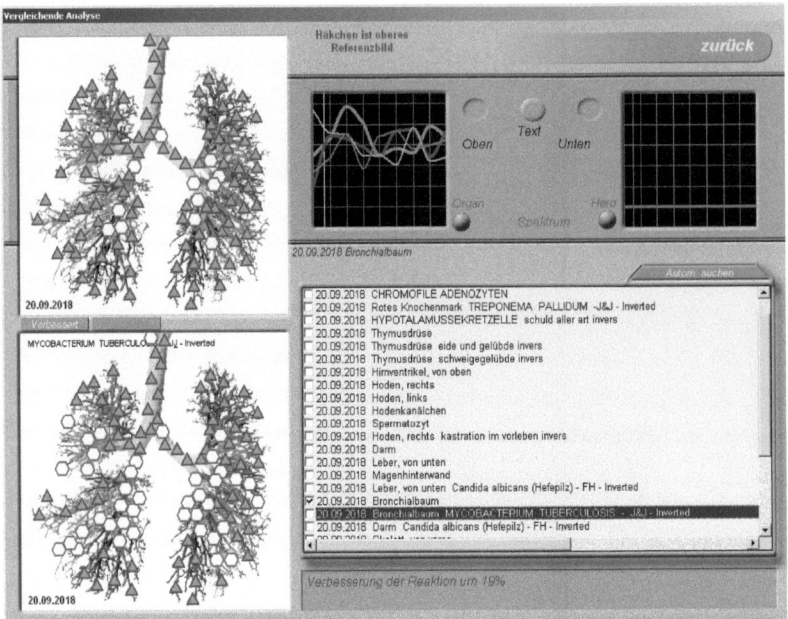

Abb. 98: Bronchialbaum: Es fällt auf, dass der Patient während des Behandlungstermins immer wieder hustet. Nachdem der radiologische Befund der Lungen unauffällig ist bzw. keine Hinweise auf Lungenmetastasen durch das Multiple Myelom gefunden werden, kann der Husten durch das Miasma der Tuberkulose erklärt werden.

Bewertung: Interessanterweise findet sich hier auf dem Roten Knochenmark keine energetische Störung durch das Miasma von Treponema pallidum, was bei Tumorpatienten sonst durchgängig beobachtet wird. Somit liegt wohl keine genuine energetisch-informatorische Disposition zu einer Tumorbildung vor, der Tumor muss somit in einem anderen seelischen Zusammenhang erklärt werden. Das Multiple Myelom lässt sich aus aurachirurgischer Sicht als Spätfolge einer seinerzeit durchgeführten Behandlung mit Operation der Varikozele und Testosteron bei einem bestehendem Keuschheitsgelübde, Schwarzer Magie und dem karmischen Muster der Kastration im Vorleben interpretieren. Es gilt hier zu differenzieren: Die Reaktion eines Menschen mit und ohne solche informatorischen Belastungen. Mag eine Behandlung mit Testosteron von einem von Mustern unbelasteten Menschen toleriert werden, ohne entsprechende Spätwirkungen, kann es durchaus sein, dass bei Menschen mit karmischen Belastungen die Gabe von Testosteron zu weitereichenden Folgen führt. Das Unterbewusstsein will keine Vaterschaft, das wäre ein Verstoß gegen das seelische Thema der Kastration und des Keuschheitsgelübdes. Löst man diese Gelübde nicht auf, sondern „vergewaltigt" das Unterbewusstsein durch Gabe von Testosteron und erzwingt damit eine Vaterschaft, so muss man mit den Konsequenzen dieses letztlich diktatorischen Vorgehens in Form einer Tumorerkrankung rechnen. Solange dieses seelische Grundproblematik nicht aurachirurgisch behandelt ist, bleibt die energetische Potenz zum Tumorwachstum bestehen. Inwieweit die Tumorprogression durch die aurachirurgische Auflösungsprozedur vermindert oder gar gestoppt werden kann, lässt sich zum gegenwärtigen Zeitpunkt nicht beurteilen. Aus aurachirurgischer Erfahrung gibt es aber zahlreiche Fälle, in denen der Tumor tatsächlich langsamer weiter gewachsen oder das Wachstum gar zum völligen Stillstand gekommen ist.

Plattfüße

Anamnese: 63-jähriger Patient kommt in die Behandlung wegen seiner Fußschmerzen. Der Orthopäde diagnostizierte Senk- und Spreizfüsse und schlug eine Operation vor. Nachdem sich der Patient aber nicht zu einer Operation angesichts der durch den Orthopäden in Aussicht gestellten 50%-igen Erfolgsaussicht durchringen konnte, entschloss man sich zu einer Behandlung mit Schuheinlagen. Diese brachte jedoch keine Verbesserung der Symptomatik.

Aurachirurgie: In der aurachirurgischen Exploration zeigen sich keine karmischen Belastungen im Bereich der Beine. Insbesondere keine Belastungen im Sinne von Sklavenjoch, was sonst typischerweise zu Bewegungseinschränkungen und in seltenen Fällen auch zu Schmerzen im Bereich der Füße führen kann. Jedoch findet sich das karmische Muster der Medizinischen Versuche im Vorleben, insbesondere in Form von deutlich spürbaren Nasentamponaden, die sich bis in die Stirnhöhle und in die Ethmoidalzellen erstrecken und durch die aurachirurgische Behandlung erst nach mehrmaligen Lösungsversuchen keine Resonanz mehr verursachen.

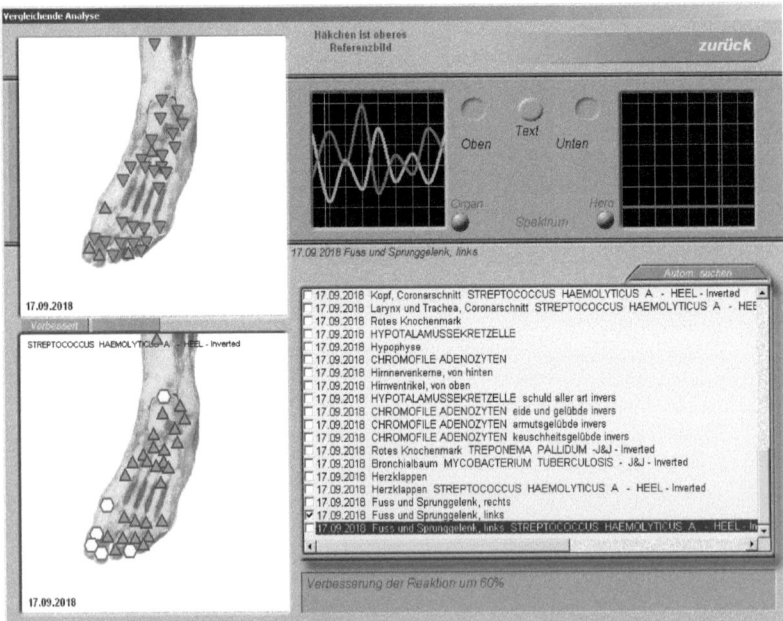

Abb. 99: Fuß- und Sprunggelenk links: Energetische Störung, bei Invertierung von Streptococcus haemolyticus kommt es zu einer Verbesserung des energetischen Befundes um bemerkenswerte 60%.

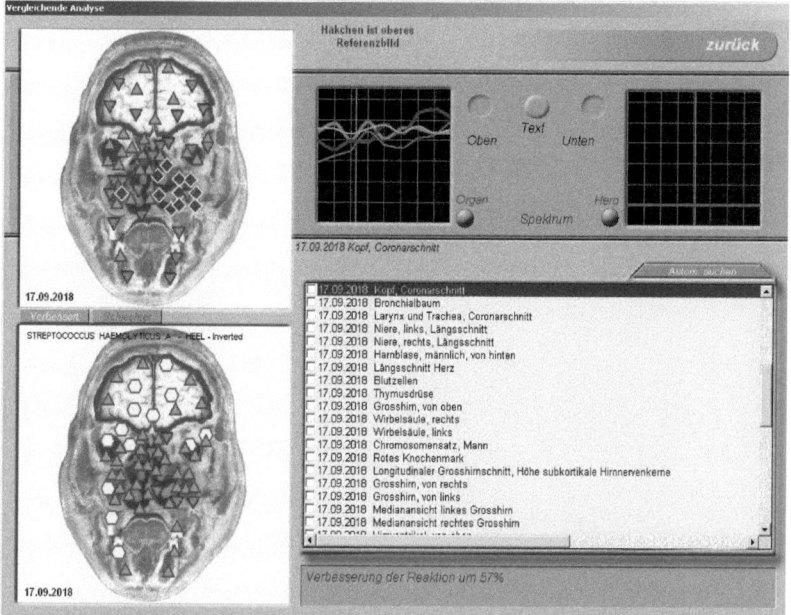

Abb. 100: Kopf Cor: Energetische Störung insbesondere im Bereich der linken Kiefernhöhle, bei Invertierung von Streptococcus haemolyticus kommt es zu einer Verbesserung des energetischen Befundes um 57%. Nicht angezeigt ist hier die Abbildung bei Invertierung von Medizinische Versuche im Vorleben, da liegt der Invertierungswert im Vegetotest bei 70%. Damit ist sicher davon auszugehen, dass das zugrunde liegende Problem die Nasentamponaden in den Nasennebenhöhlen darstellen.

Bewertung: Nicht die Fußdeformitäten sind das Problem, sondern die energetisch-informatorische Störung durch Streptokokken. Ausgangspunkt sind die Nasennebenhöhlen, auf denen die Streptokokkenbelastung in der NLS-Analyse ebenfalls deutlich zu finden ist. Verursacht sind die Streptokokken durch das seelische Muster der Medizinischen Versuche im Vorleben, indem die Nasentamponaden die energetische Störung auslösen, auf denen sich nach der bekannten Milieutheorie die Streptokokken angesiedelt haben. Nach einer homöopathischen Ausleitungsbehandlung verbessert sich die Situation deutlich. Dieser Fall ist beeindruckend, denn er zeigt, dass Patienten mit Fußproblemen üblicherweise durch orthopädische Fachärzte behandelt werden, die angesichts der Fußdefomitäten ein orthopädisches Therapiekonzept vorschlagen, was aber im vorliegenden Fall nichts brachte. In diesem Sinne war es ein Glück, dass sich der Patient nicht hat operieren lassen. Die Fußfehlstellungen lassen sich aurachirurgisch behandeln: Durch „Verschraubung" des Fußgewölbes mit Verbindung der einzelnen Tarsalknöchelchen durch Schrauben und elastische Bänder gelingt es, das Gewölbe virtuell energetisch zu heben und die Spreizkonstellation zu verringern.

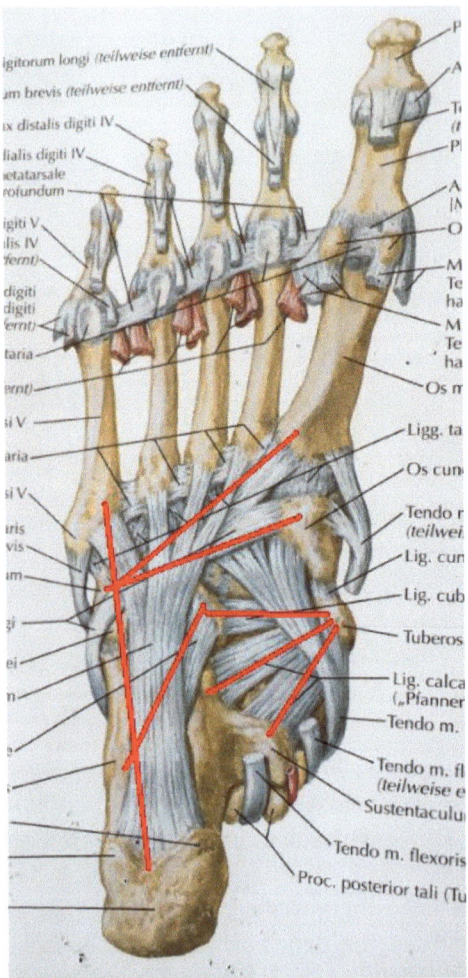

Abb. 101: Fuß von plantar, d.h. Fußunterseite: Die roten Markierungen zeigen die Verstrebungen, die der Aurachirurg in Form von elastischen Bändern virtuell einzieht, um das Fußgewölbe wieder aufzubauen. Dazu bohrt er zunächst virtuelle Löcher in die Knochen, schraubt virtuelle Schrauben ein, zieht elastische Bänder bzw. Drähte und verschraubt durch rechtsdrehende Rotation der Schrauben die Konstruktion solange, bis keine Resonanz mehr gefunden werden kann.

Riechstörung

Anamnese: 52-jähriger Patient kommt in die Behandlung wegen seiner vordiagnostizierten Anosmie, d.h. eine vollständige Unfähigkeit zu riechen. Das Problem besteht seit einem schweren Autounfall vor 5 Jahren: Da sei er mit dem Auto um 4 Uhr morgens von hinten ungebremst unter einen Laster gefahren. Für den Unfall bestehe keine Erinnerung mehr, er habe damals eine Schädelbasisfraktur und eine Kalottenfraktur erlitten, ansonsten keine weiteren Blessuren. Nach Ansicht der Staatsanwaltschaft kam es seinerzeit zu einem Sekundenschlaf. Seitdem kein Hörvermögen rechts, Tinnitus rechts, Schwindel, normaler Visus, keine Doppelbilder. Vor 10 Jahren habe er schon einmal einen schweren Autounfall gehabt.

Aurachirurgie: In der aurachirurgischen Exploration der karmischen Muster zeigt sich ein unauffälliger Befund.

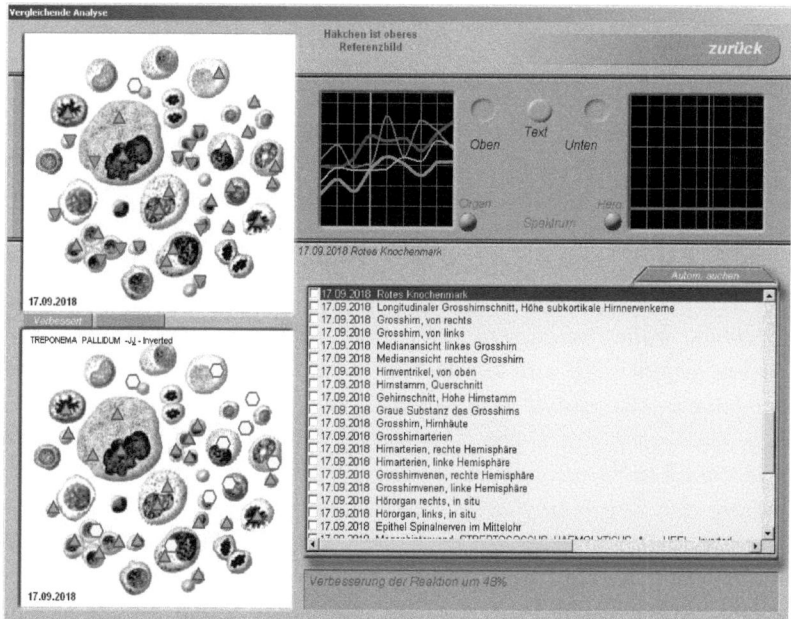

Abb. 102: Rotes Knochenmark: Energetische Störung, bei Invertierung von Treponema pallidum kommt es zu einer Verbesserung des energetischen Befundes um 48%.

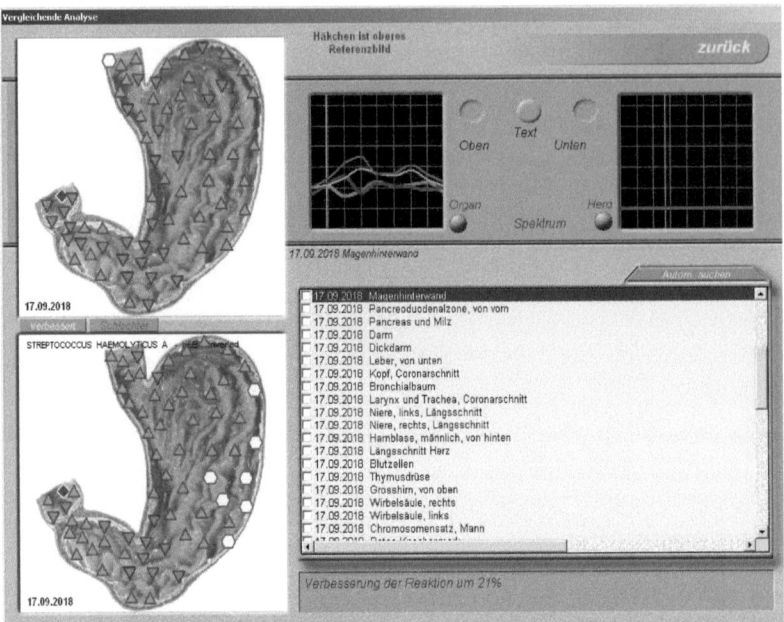

Abb. 103: *Magenhinterwand: Energetische Störung, bei Invertierung von Streptococcus haemolyticus kommt es zu einer Verbesserung des energetischen Befundes um 21%. Der Patient beschreibt, dass sich seine Ehefrau immer über seinen Mundgeruch beklage. Bei Inspektion der Zunge findet sich ein deutlicher weißer Belag als Zeichen der bakteriellen Besiedelung durch Streptococcus haemolyticus. Der Patient beschreibt, dass er auch immer wieder mal Halsweh und eine belegte Stimme habe, häufig müsse er sich räuspern. Im Vegetotest von Darm und Leber ergibt sich ein energetisch unauffälliger Befund, d.h. die Streptokokken haben, ausgehend vom Rachenraum, bisher nur den Magen erreicht, jedoch noch nicht den Darm. Und die energetische Störung im Magen ist offensichtlich noch nicht ausgeprägt genug, um zu einer konsekutiven energetischen Störung der Leber zu führen. Entsprechend finden sich auch keine lebertypischen Symptome im Sinne der TCM, wie dies an anderen Stellen schon mehrfach beschrieben wurde, und auch keine Druckschmerzhaftigkeit am Akupunkturpunkt Leber3 in der Vertiefung zwischen dem 1. und 2. Metatarsalknochen.*

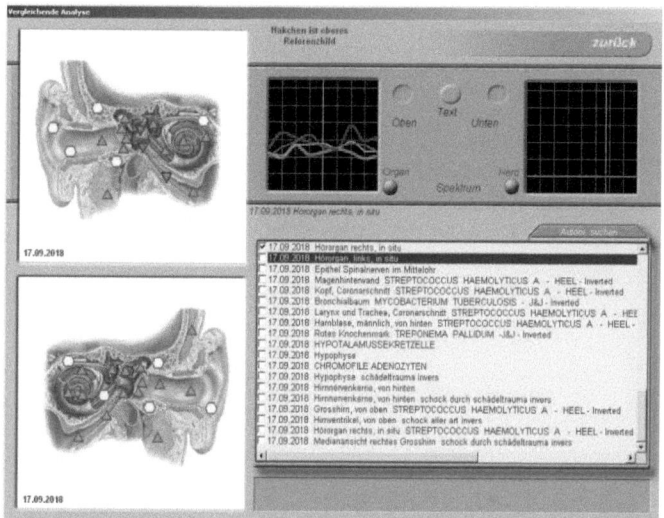

Abb. 104: *Hörorgan rechts und links: Rechts zeigt sich eine energetische Störung im Bereich des Mittelohres und der Eustachischen Röhre, entsprechend der klinischen Symptomatik einer rechtsseitigen Gehörlosigkeit mit Tinnitus und Schwindel.*

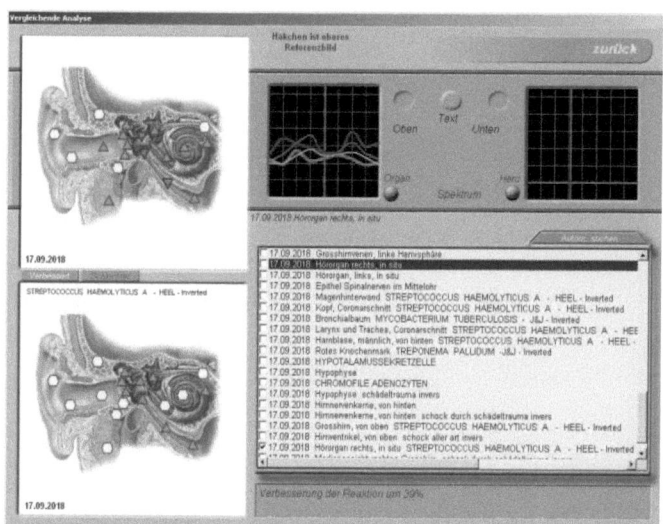

Abb. 105: *Hörorgan rechts: Bei Invertierung von Streptococcus haemolyticus kommt es zu einer Verbesserung des energetischen Befundes um 21%. Der Patient beschreibt Probleme beim Druckausgleich schon beim Aufzugfahren, die Streptokokken stammen wohl von den Kindern, die in den Kindergarten gehen.*

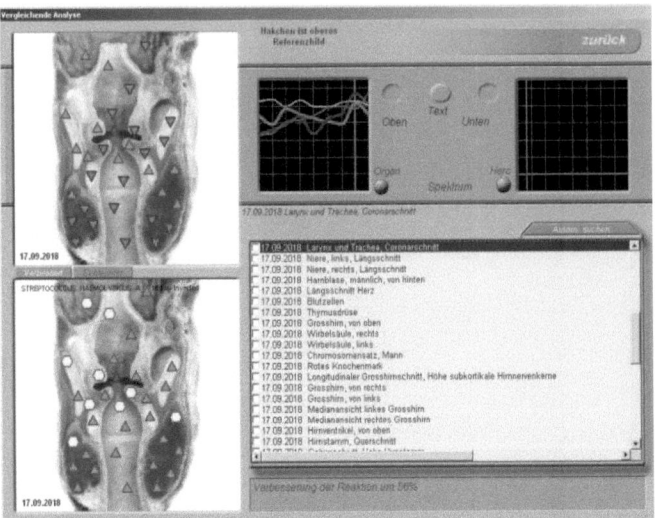

Abb. 106: Larynx und Trachea: Bei Invertierung von Streptococcus haemolyticus kommt es zu einer Verbesserung des energetischen Befundes um 56%. Der Patient beschreibt, dass er nach kurzer Zeit des Sprechens immer gleich heiser werde.

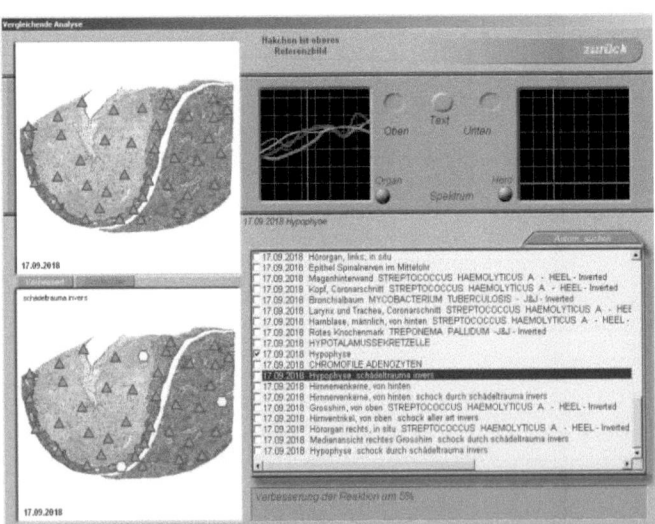

Abb. 107: Hypophyse: Keine energetische Störung, bei Invertierung von Schädeltrauma kommt es zu einer Verbesserung des energetischen Befundes um nur 5%, damit kein signifikanter Wert, der Patient hat das Schädelhirntrauma im Bereich der Hypophyse energetisch bemerkenswert gut überstanden.

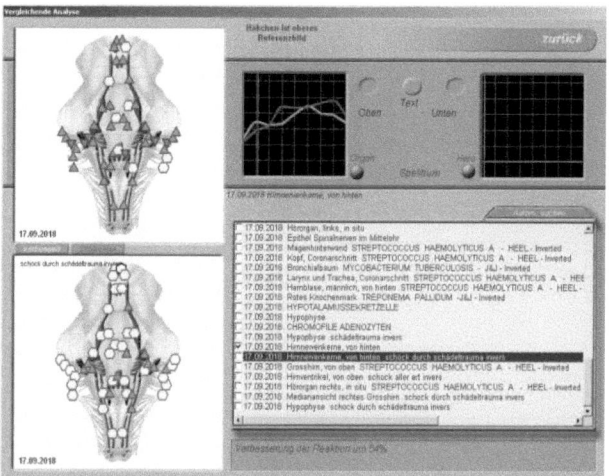

Abb. 108: Anders verhält es sich im Bereich des Hirnstamms und der Hirnnervenkerne: Zunächst zeigt sich ein energetisch durchaus passabler Befund, bei Invertierung von Schock durch Schädeltrauma kommt es aber zu einer bemerkenswert starken Verbesserung der Reaktion um 54%. Interessant ist, dass sich im oberen bzw. vorderen Bereich der Befund deutlich verbessert, wo der Nervus olfactorius als erster Hirnnerv verläuft.

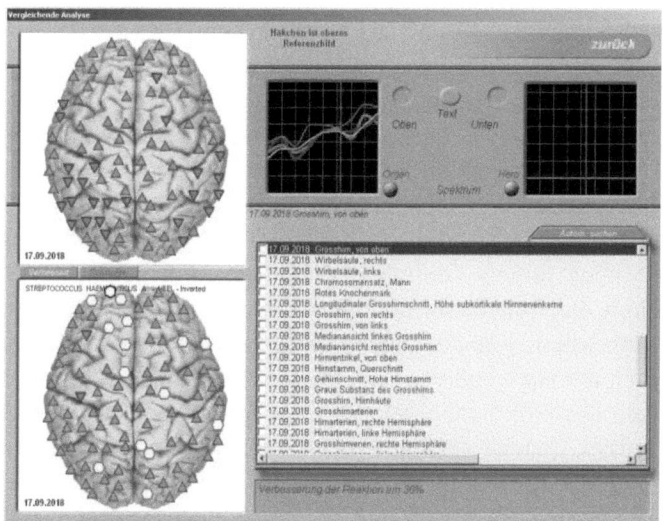

Abb. 109: Großhirn von oben: Keine hinweise auf energetische Restschäden durch das Schädelhirntrauma, da die energetische Störung bei Invertierung von Streptococcus haemolyticus vollständig verschwindet.

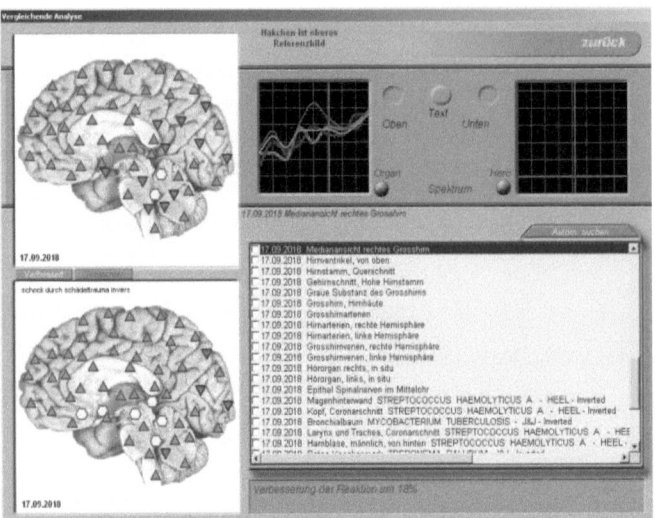

Abb. 110: *Mediansicht rechtes Großhirn: Energetische Schwäche im Bereich von Hirnstamm, Kleinhirn und Okzipitallappen, aber auch im Bereich des N. olfactorius in seinem Verlauf. Bei Invertierung von Schock durch Schädeltrauma verbessert sich die Reaktion um 18%, insbesondere im Bereich des N. olfactorius, was der traumatischen Schädigung durch den Unfall entspricht.*

Bewertung: Interessanterweise findet sich hier auf dem Roten Knochenmark eine deutliche energetische Störung, die mit den mehrfachen Autounfällen im Zusammenhang steht. Beeindruckend ist, dass sich auf dem Großhirn und auch auf der Hypophyse keine energetischen Restschäden aus dem vormaligen Schädelhirntrauma zeigen, wohingegen die energetische Störung des Hirnstamms deutlich ausgeprägt ist. Erklärbar wäre diese Konstellation durch ein starkes Schleudertrauma mit einem massiven Akzelerations-Dezlerationseffekt auf den Hirnstamm und die Wirbelsäule. Therapeutisch erfolgt die Ausleitung des Schocks durch Schädeltrauma mittels Globuli und Wasserrührmethode. Aurachirurgisch wird der durch das Schädelhirntrauma irritierte N. olfactorius mit Hilfe einer Pinzette rekonnektiert, was der Patient tatsächlich an einem „eigenartigen" Gefühl im Bereich der Nase spüren kann. Diese Resonanz verschwindet schließlich nach Aufsetzen der Stimmgabel auf den N. olfactorius. Leider kehrt die Hörfähigkeit nicht zurück, jedoch verschwindet die Schwindelsymptomatik und auch der Tinnitus schwächt sich in seiner Intensität ab. Ob das Riechvermögen zurückkehrt, kann zum gegenwärtigen Zeitpunkt nicht beurteilt werden.

Suizidträume

Anamnese: Ein 55-jähriger Patient kommt in die Behandlung zum Ausschluss von feinstofflichen Störungen, ohne dass aktuell Beschwerden existieren.

Aurachirurgie: In der aurachirurgischen Exploration der karmischen Muster zeigt sich ein unauffälliger Befund. In der NLS-Analyse ergibt sich eine energetische Störung auf dem Roten Knochenmark, ausgelöst durch die miasmatische Belastung mit Treponema pallidum. Bei Invertierung von Treponema pallidum im Vegetotest zeigt sich eine Verbesserung der Reaktion um 48%. Symptome im Sinne einer Selbstzerstörung seien bislang keine auftreten, weder eine erhöhte Unfallneigung noch eine Tumorerkrankung oder eine Psychose. Die invertierte Information von Treponema pallidum wird alsdann auf Neutralglobuli aufgespielt und dem Patienten zur Einnahme mitgegeben. Interessanterweise meldet sich der Patient nach einer Woche per mail, um zu fragen, ob es normal sei, dass er seit der Behandlung jede Nacht intensiv von Selbstmorden und Selbstzerstörungen träumt. Das belaste ihn sehr, zumal er wisse, dass in der NLS-Analyse das Treponema pallidum auf dem Roten Knochenmark gefunden worden sei, was für seine Selbstzerstörungspotenz und die Gefahr eines Suizids verantwortlich sei. Zwar habe er in den letzten Tagen und auch noch nie zuvor reale Selbstmordabsichten gehabt, aber er frage sich doch, ob hier nicht etwas durch die aurachirurgische Behandlung ausgelöst worden sei. Mit dem Patienten wird vereinbart, dass er zunächst einmal zuwarten und prüfen soll, ob sich die Trauminhalte nicht wieder normalisieren und es sich beim aktuellen Zustand um eine Erstverschlechterung bei homöopathischer Ausleitung von Treponema pallidum handle. Im Fall von realen Selbstmordabsichten wird empfohlen, sich unmittelbar in psychiatrische Behandlung zu begeben. Und tatsächlich: Nach einer Woche sind die suizidalen Träume verschwunden, tauchen im weiteren Verlauf auch nicht mehr auf, und in der Nachkontrolle der NLS-Analyse zeigt sich nun ein Normalbefund im Roten Knochenmark.

Bewertung: Insofern hat man es in der Aurachirurgie mit dem gleichen Problem zu tun wie auch in der Schulmedizin: Dort ist bekannt, dass durch die Gabe eines Antidepressivums vielfach der Antrieb des Patienten kurzfristig gesteigert wird, während die affektive Verbesserung Wochen braucht, bis eine erkennbare Wirkung eintritt. Diese Phase ist insbesondere bei den antriebssteigernden Antidepressiva gefürchtet, da sie nicht selten dazu führt, dass Patienten die Antriebssteigerung dazu nutzen, um sich das Leben zu nehmen. Deshalb gilt in der Psychiatrie die goldene Regel, auf antriebssteigernde Antidepressiva zu Therapiebeginn nach Möglichkeit zu verzichten und eher sedierende Präparate zu verordnen, die die Latenz bis zum Eintritt der Affektsteigerung überbrücken und damit die Gefahr eines Suizids minimieren. Ein analoges Problem hat der Therapeut, wie eben geschildert, auch in der Homöopathie: Zwar kommt es nicht zu einer Antriebssteigerung bei Ausleitung von Treponema pallidum, aber die seelischen Störungen arbeiten im Unterbewusstsein und werden über die Träume evident. In all den Jahren meiner therapeutischen Tätigkeit kam es jedoch nie soweit, dass durch eine homöopathische Ausleitungstherapie tatsächlich suizidale Impulse ausgelöst worden wären. Gleichwohl gilt es den Patienten auf eine mögliche Erstverschlechterung hinzuweisen und mit ihm entsprechende Handlungsstrategien vorab abzuklären.

Beinvenenthrombose

Anamnese: Die Patientin, 57 Jahre alt, hatte vor einem Jahr eine tiefe Beinvenenthrombose links nach einer anstrengenden Yoga Stunde, in der man das Bein in eine Halterung eingespannt hatte. Seitdem ist das linke Bein geschwollen, blau, fühlt sich schwerer an, manchmal auch pelzig. Sie trage einen Kompressionsstrumpf, der sie allerdings sehr störe.

Aurachirurgie: In der aurachirurgischen Exploration der karmischen Muster zeigen sich Erhängen, Sklavenjoch, medizinische Versuche mit Magensonde. Die Patientin erzählt von Sodbrennen und Reflux, weswegen sie seit Jahren Natronlösungen trinkt, um die Säure zu neutralisieren. Nach aurachirurgischer Auflösung sind sämtliche Resonanzen verschwunden.

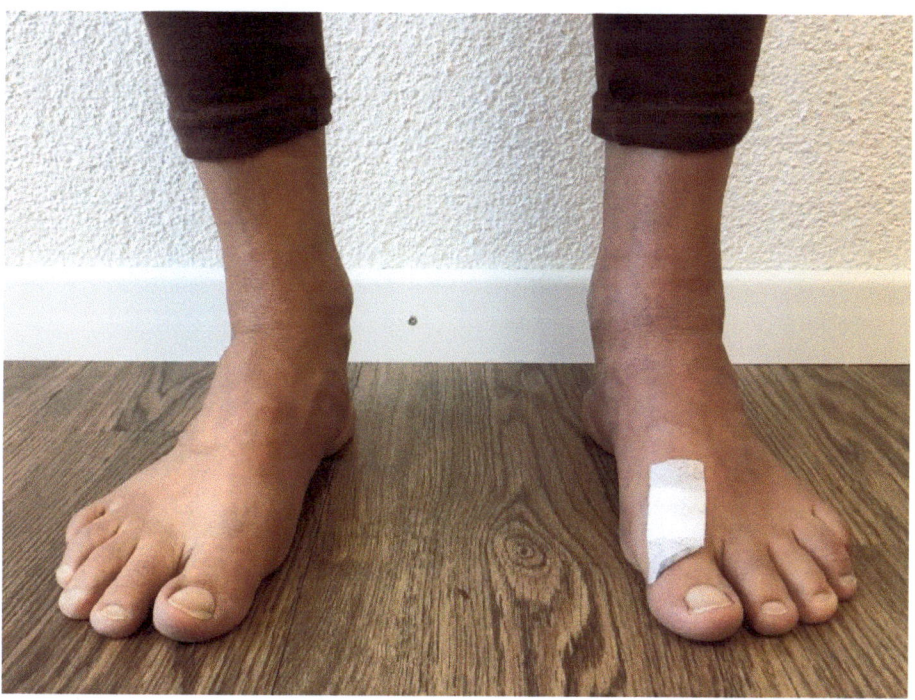

Abb. 111: Seitenvergleich: Das linke Bein ist geschwollen, bläulich, fühlt sich schwerer an und ist manchmal auch pelzig.

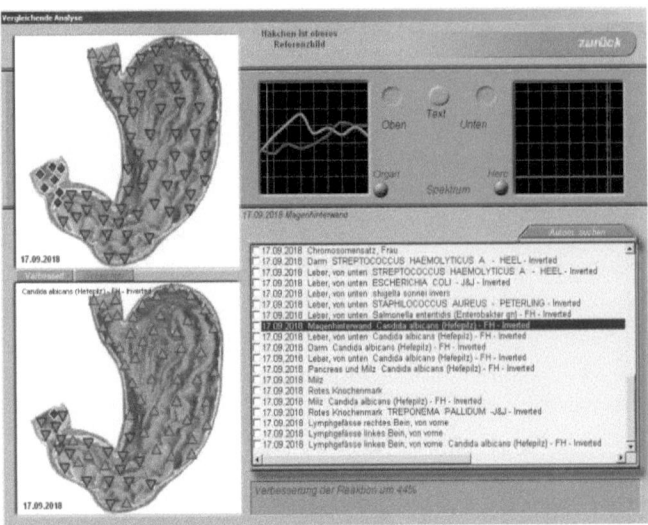

Abb. 112: Magen: *Energetische Störung, bei Invertierung von Candida albicans Verbesserung der energetischen Reaktion um 44%.*

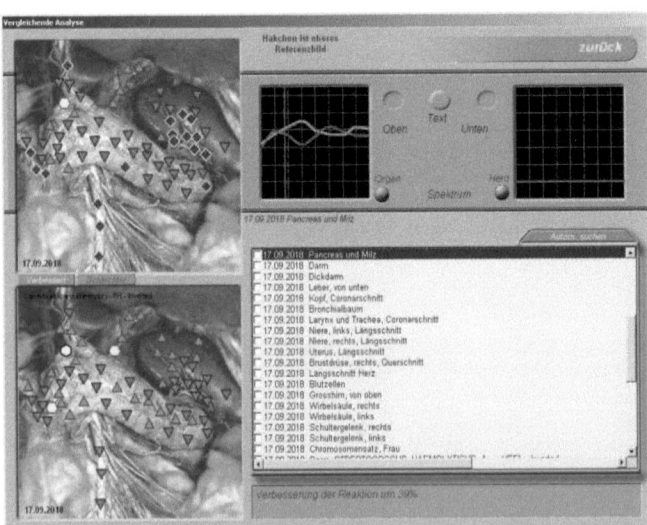

Abb. 113: Pankreas und Milz: *Energetische Störung, bei Invertierung von Candida albicans Verbesserung der energetischen Reaktion um 39%. Insbesondere die energetische Belastung im Bereich der Milz steht nach TCM-Logik mit der Varikosis und der Flüssigkeitsverteilungsstörung im Zusammenhang.*

Leitsymptome

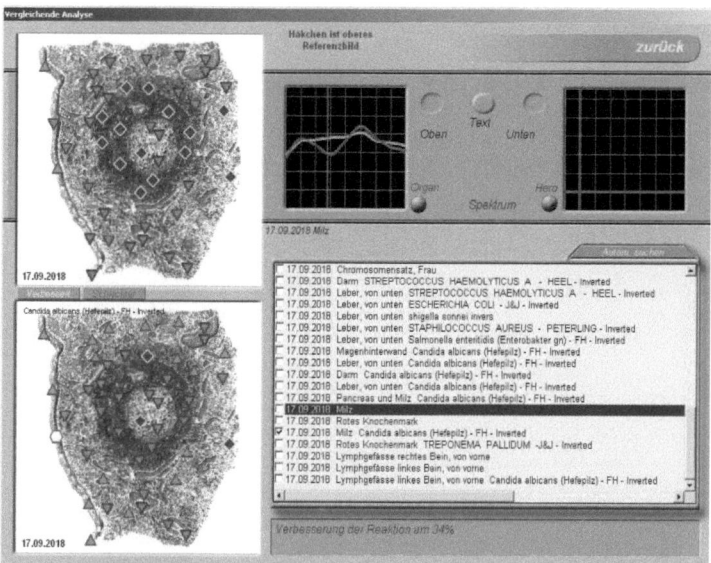

Abb. 114: *Milz: Energetische Störung, bei Invertierung von Candida albicans Verbesserung der energetischen Reaktion um 34%.*

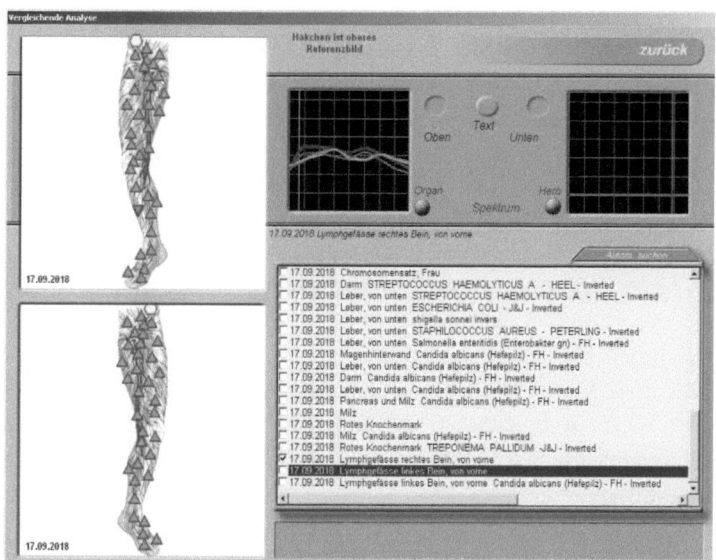

Abb. 115: *Lymphgefäße rechtes und linkes Bein: In beiden Fällen zeigt sich ein überraschend guter energetischer Befund, während die Darstellung der Beinvenen einen um eine Stufe schlechteren Befund zeigen.*

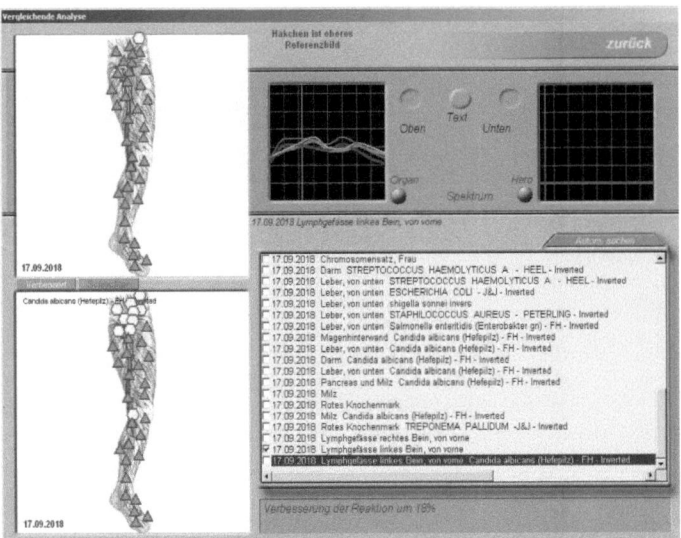

Abb. 116: Lymphgefäße linkes Bein: Bei Invertierung von Candida albicans kommt es zu einer Verbesserung der energetischen Reaktion um 18%, gleichermaßen in den Venen des linken Beines, was hier nicht abgebildet ist.

Bewertung: Interessant ist dieser Fall insofern, als die energetische Reaktionskaskade gut nachvollzogen werden kann. Das Trinken von Natronlösungen zur Entsäuerung als vermeintlich gesunde Kurbehandlung führt zu einer Candidainfektion im Magen, in geringem Umfang auch im Darm, diese wiederum zu einer Leberbelastung und starken Milzbelastung, was wiederum Auswirkungen auf Venen und Lymphgefäße mit Flüssigkeitsverteilungsstörungen und Thrombosebildung. Laut TCM gehören Magen und Milz zum Element Erde, womit die energetische Störung auf beiden Organsystemen erklärbar wird. Vom Trinken von Natronlösungen wird dringend abgeraten, ebenso von irgendwelchen Magenschutzpräparaten, die entweder die Säure im Magen neutralisieren oder die Säureproduktion im Magen blockieren, was dann zu Pilzüberwucherungen und entsprechenden Spätfolgen führt, wie im vorliegenden Fall zu einer schweren Beinvenenthrombose. Wenn man basisch behandeln möchte, dann lieber als Vollbad mit entsprechenden Badezusätzen, aber niemals über den Magen. Zusätzlich besteht das karmische Muster des Sklavenjochs mit einer deutlichen Symptomatik der Verschnürung an Armen und Beinen, korrelierend mit einer seit Jahrzehnten bestehenden Symptomatik der kalten Hände und kalten Füße. Nach aurachirurgischer Entfernung der Beinfesseln ist die Beweglichkeit der Beine deutlich besser. Gut möglich, dass diese energetische Belastung im Zusammenhang mit der Beinvenenthrombose ebenfalls eine Rolle gespielt hat.

Blut im Urin

Anamnese: 74-jähriger Patient kommt in die Behandlung wegen seines vor 6 Jahren diagnostizierten Harnblasencarcinoms, das nach Blut im Urin diagnostiziert worden war. Der Tumor sei durch Ausschabung der Harnblasenwand entfernt worden. Danach mehrere Therapiezyklen mit Gemcitabin[4] in Form von Blasenspülungen, was dem Patienten nach eigenen Angaben körperlich jedesmal erheblich zusetzt. Vor 2 Jahren Diagnose einer Harnleiterinfiltration, entsprechend operative Entfernung der linken Niere und des linken Harnleiters durch den Urologen. Aktuell besteht nach Aussage des Patienten eine Schleimhautrötung der Blaseninnenwand, endoskopisch zu sehen, jedoch ohne Nachweisbarkeit von Tumorzellen. Allerdings ist die Blasenschleimhaut erheblich entzündet, so dass der Patient Bedenken hat, in dieses entzündete Areal wiederum mit Blasenspülungen Gemcitabin zu applizieren. Entsprechend stellt sich der Patient in der aurachirurgischen Praxis vor, mit der Frage, ob man hier noch anders verfahren könne.

Aurachirurgie: In der aurachirurgischen Exploration findet sich keine das karmische Muster der Medizinischen Versuche im Vorleben mit einem eindeutig verifizierbaren Blasenkatheter, der beim Druck auf die Abbildung der Harnblase am energetischen Surrogat des Anatomieatlas eine Resonanz auslöst. Nach aurachirurgischer Entfernung des Blasenkatheters ist die Resonanz verschwunden. Das karmische Muster der Pfählung im Vorleben kann nicht gefunden werden, was im Zusammenhang mit Erkrankungen im Unterleib stets zu prüfen ist. Allerdings ist zu sagen, dass der Patient angesichts seiner Vorbehandlungen nur eingeschränkt resonanzfähig scheint.

---

[4] Gemcitabin ist ein Zytostatikum, wird in die Gruppe der Antimetabolite eingeordnet und gehört zur Gruppe der Pyrimidinanaloga. Es handelt sich um ein Prodrug, das erst in der menschlichen Zelle zu seiner eigentlichen Wirkform umgewandelt wird. Die zytostatische Wirkung von Gemcitabin beruht darauf, dass statt des menschlichen Nukleosids Cytidin die Wirkform des Gemcitabin, das Gemcitabindiphosphat, in die DNA eingebaut wird. Dadurch wird die DNA-Synthese unterbrochen und es kommt zum Zelltod. Die häufigsten Nebenwirkungen, die bei über 10 Prozent der Behandelten beobachtet wurden, sind eine Knochenmarksschädigung, die sich in einer verminderten Anzahl von Granulozyten, Thrombozyten und Leukozyten sowie einer Anämie äußert, Atemnot, Übelkeit und Erbrechen, Erhöhung von Leberenzymen, allergische Hautausschläge und Haarausfall, Hämaturie und Proteinurie, sowie grippeähnliche Beschwerden und Ödeme. Die toxischen Nebenwirkungen an Nieren, Leber und Blut erfordern ein sorgfältiges Monitoring der Patienten, um ggf. Dosisanpassungen vornehmen zu können. Nebenwirkungen, die schwerwiegend sind oder einen schweren Verlauf nehmen können, wie das Stevens-Johnson-Syndrom, die toxische epidermale Nekrolyse, das posteriore reversible Enzephalopathie-Syndrom (PRES), Kapillarlecksyndrom, interstitielle Lungenentzündung, Lungenödem, akutes Atemnotsyndrom beim Erwachsenen (ARDS), und anaphylaktische Reaktionen treten selten (0,01 – 0,1 Prozent) bis sehr selten (bei unter 0,01 Prozent der Behandelten) auf.

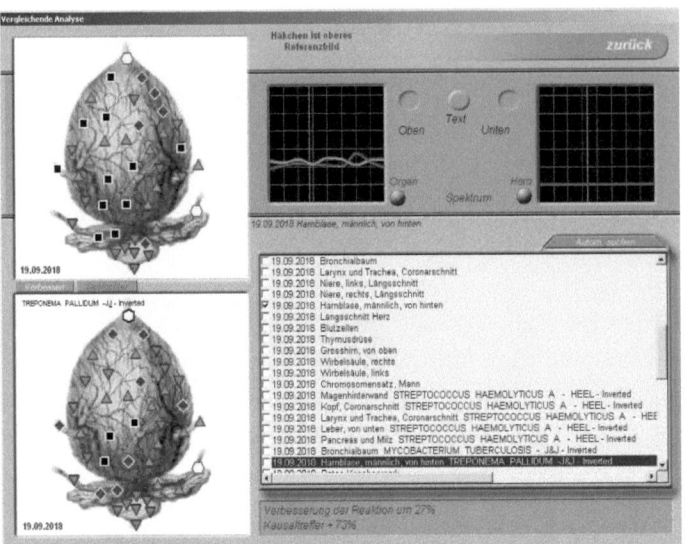

Abb. 117: Harnblase von hinten: Energetische Störung, bei Invertierung von Treponema pallidum kommt es zu einer Verbesserung des energetischen Befundes um 27%.

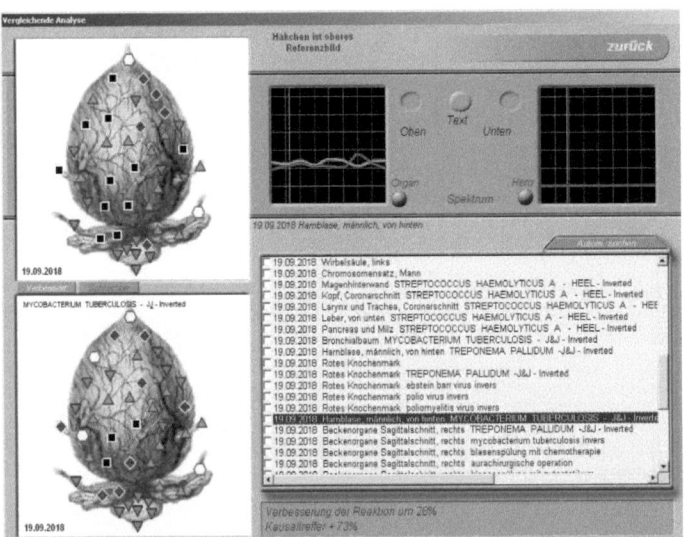

Abb. 118: Harnblase von hinten: Bei Invertierung von Mycobacterium tuberculosis kommt es zu einer Verbesserung des energetischen Befundes um 28%, was auf die energetisch-informatorische Belastung durch eine Harnblasentuberkulose hindeutet.

Leitsymptome

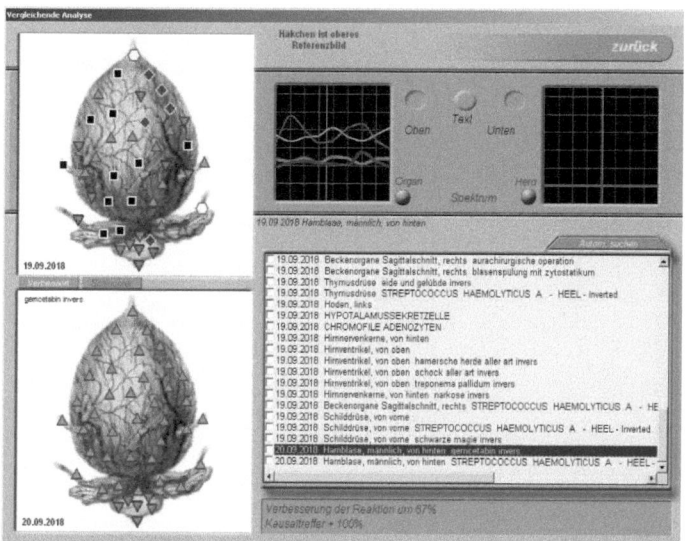

Abb. 119: *Harnblase von hinten: Bei Invertierung von Gemcitabin kommt es zu einer Verbesserung des energetischen Befundes um 67%, was bedeutet, dass die energetische Belastung durch das Zytostatikum bei einer Kausaltrefferquote von 100% signifikant ausgeprägt ist.*

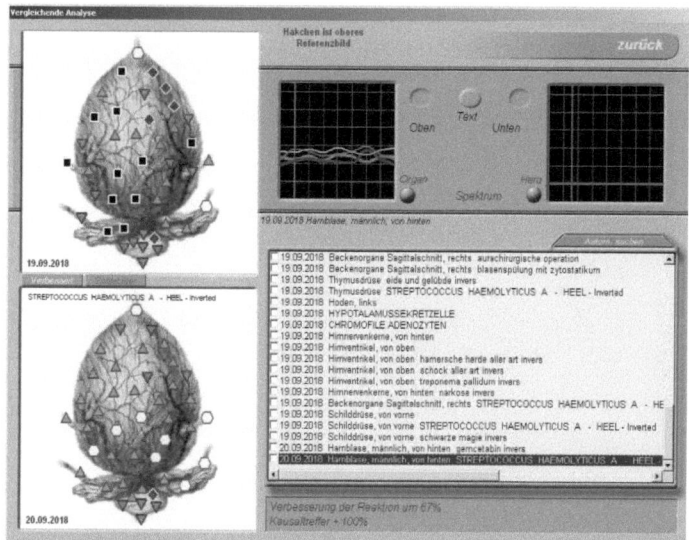

Abb. 120: *Harnblase von hinten: Bei Invertierung von Streptococcus haemolyticus kommt es zu einer Verbesserung des energetischen Befundes um 67%, ebenfalls ein deutlicher Befund bei einer Kausaltrefferquote von 100%.*

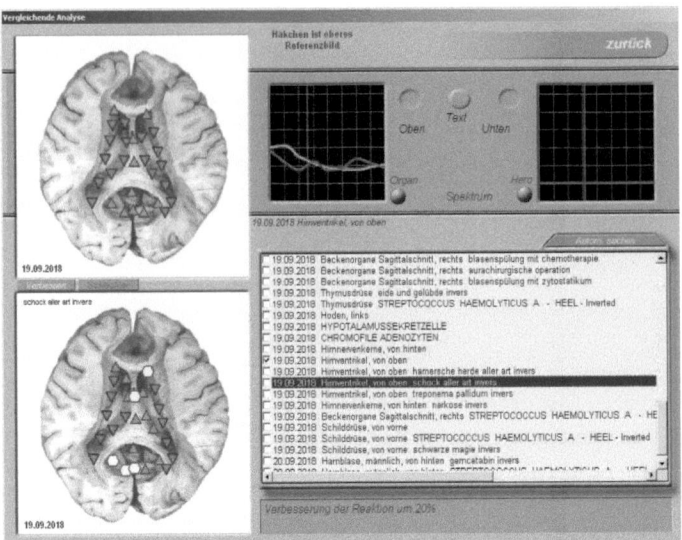

Abb. 121: *Hirnventrikel: Mäßige energetische Störung, bei Invertierung von Schock aller Art kommt es zu einer Verbesserung des energetischen Befundes um 20%. Der psychische Schock kann vom Patienten nicht benannt werden, dürfte aber der seelische Auslöser der Tumorerkrankung sein.*

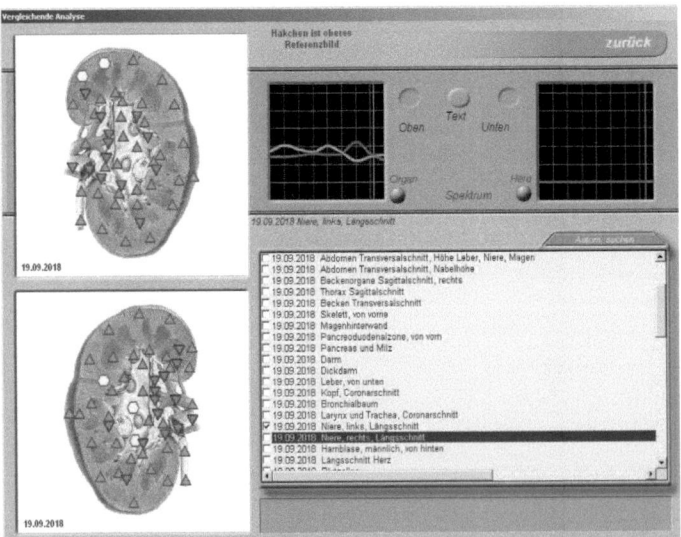

Abb. 122: *Niere links und rechts: Es ist bedauerlich, denn die inzwischen operativ entfernte Niere wäre noch in einem guten energetischen Zustand.*

Leitsymptome

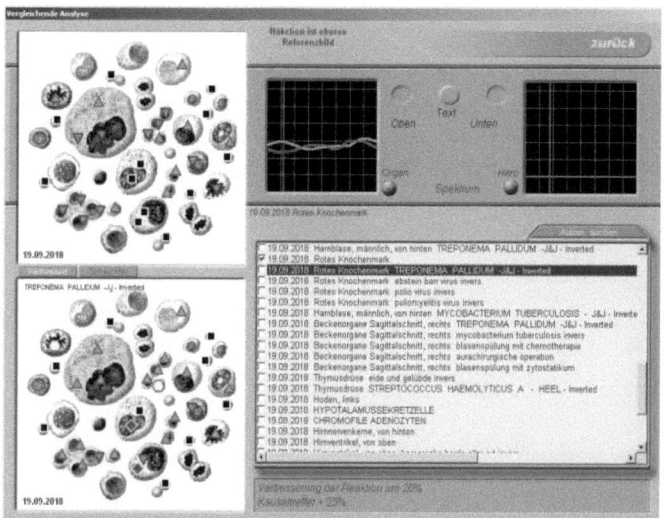

Abb. 123: *Rotes Knochenmark: Schwere energetische Störung, bei Invertierung von Treponema pallidum kommt es zu einer Verbesserung des energetischen Befundes um nur 20% bei einer Kausaltrefferquote von nur 25%. Damit liegt zwar eine Belastung durch Treponema pallidum vor, allerdings gibt es noch weitere Störungen, die vom Gemcitabin mit 55% Verbesserung im Vegetotest herrührt.*

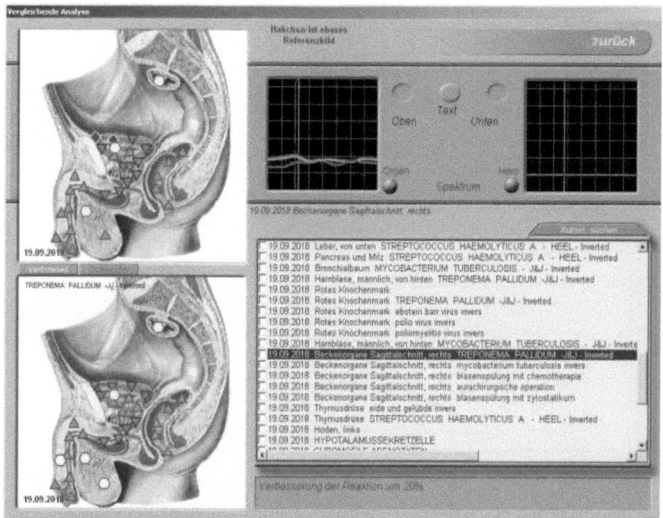

Abb. 124: *Beckenorgane Sagittalschnitt: Energetische Störung, bei Invertierung von Treponema pallidum kommt es zu einer Verbesserung des energetischen Befundes um 20%.*

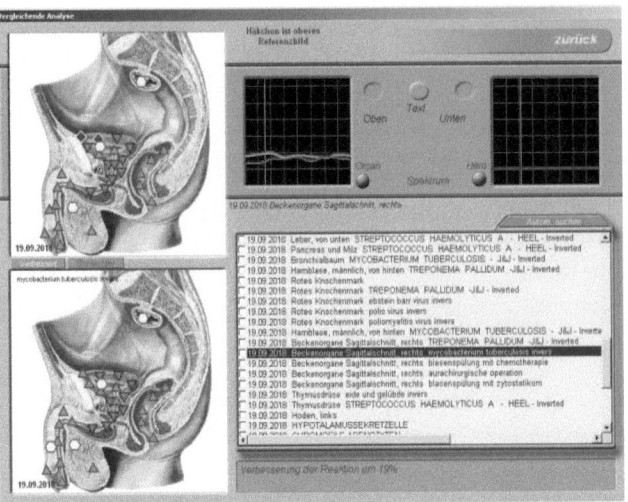

Abb. 125: *Beckenorgane Sagittalschnitt: Bei Invertierung von Mycobacterium tuberculosis kommt es zu einer Verbesserung des energetischen Befundes um 19%.*

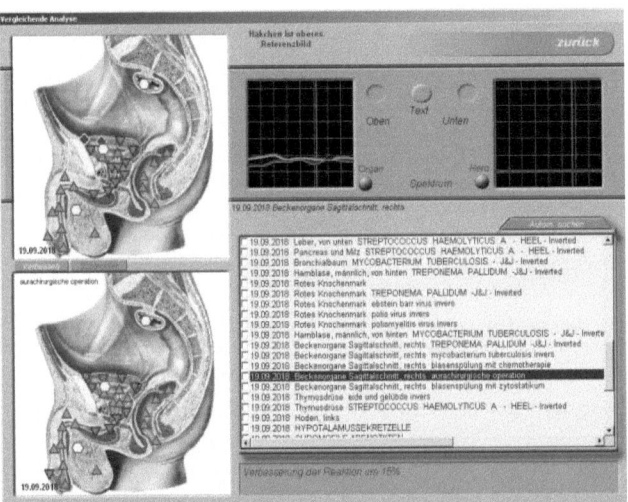

Abb. 126: *Beckenorgane Sagittalschnitt: Bei Eingabe von „Aurachirurgische Operation" kommt es zu einer Verbesserung der Reaktion um 15%. Entsprechend wird die Schleimhaut aurachirurgisch behandelt, mit dem Skalpell abgetragen, gelasert und schließlich mit der Stimmgabel beruhigt, wobei der Erfolg der Behandlung in einer Kontrolluntersuchung anschließend im NLS sogar verifiziert werden kann.*

Leitsymptome

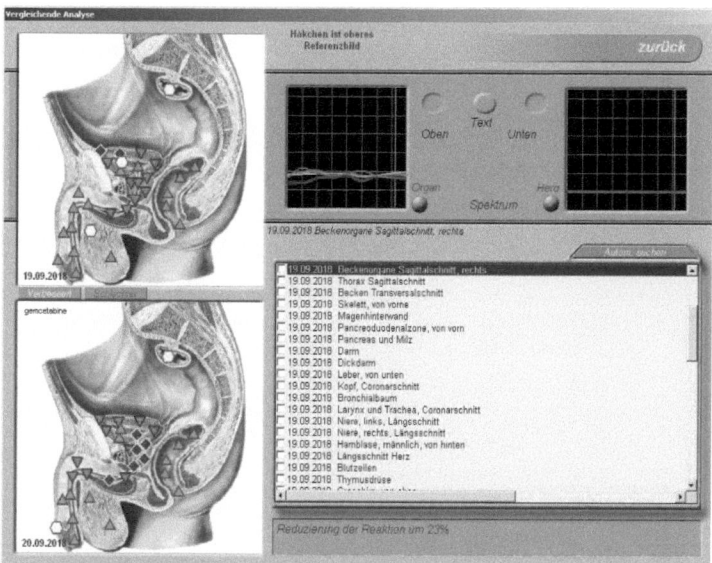

Abb. 127: Beckenorgane Sagittalschnitt: Bei Eingabe von Gemcitabin Reduzierung der Reaktion um 23%, d.h. die energetische Situation verschlechtert sich.

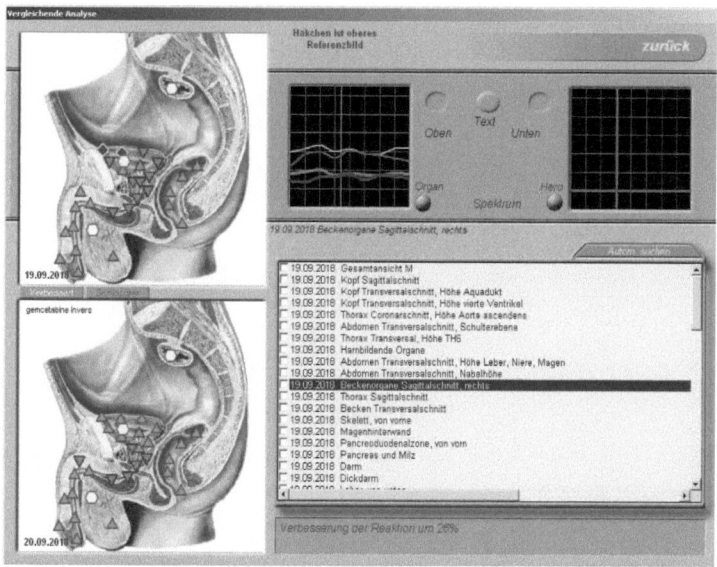

Abb. 128: Beckenorgane Sagittalschnitt: Gegenkontrolle: Bei Invertierung von Gemcitabin kommt es zu einer Verbesserung der Reaktion um 26%, d.h. die energetische Situation verbessert sich, wenn man das Zytostatikum weglässt.

Bewertung: Die energetische Störung auf der Harnblase rührt von mehreren miasmatischen und karmischen Belastungen, die es allesamt zunächst aufzulösen gilt, in der Erwartung, dass sich dadurch die chronische Entzündung in der Harnblasenschleimhaut zurückbildet.

Über den Autor

Dr. med. Mathias Künlen.

Studium der Humanmedizin an der LMU in München.

Studium der Informatik an der Fachhochschule München.

Deutsches medizinisches Staatsexamen 1988.

US amerikanisches medizinisches Staatsexamen FMGEMS 1989.

Facharzt für Neurologie seit 1994.

Gründer und Vorstand der Softmark AG Grünwald, Softwareentwicklung im Bereich des Cognitive Computing.

Gründer des IFA Institut für Aurachirurgie AG, Fürstentum Liechtenstein.

Shotokan Karate 1. DAN im DKV Deutscher Karateverband.

Kyusho Jitsu 1. DAN im DKV Deutscher Karateverband.

Für eine Kontaktaufnahme schicken Sie bitte eine E-Mail an
info@aurachirurgie.me

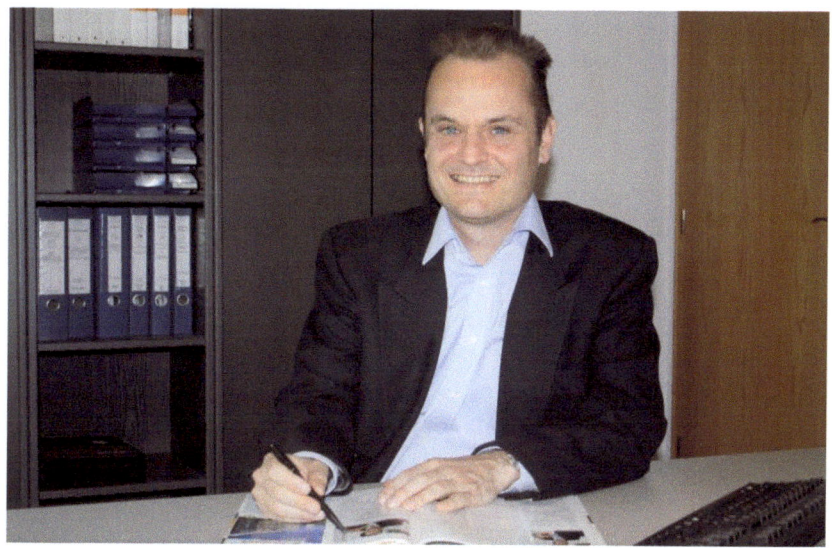

Index

Augenvergrößerung 22
Beinvenenthrombose 87
Blut im Urin 91
Dornwarzen 67
Ellenbogenschmerzen 20
Fettgewebswucherungen 32
Knochenbrüche 68

Plattfüße 76
Prostatabeschwerden 9
Riechstörung 79
Schilddrüsenstörung 64
Suizidträume 85
Ticstörung 57